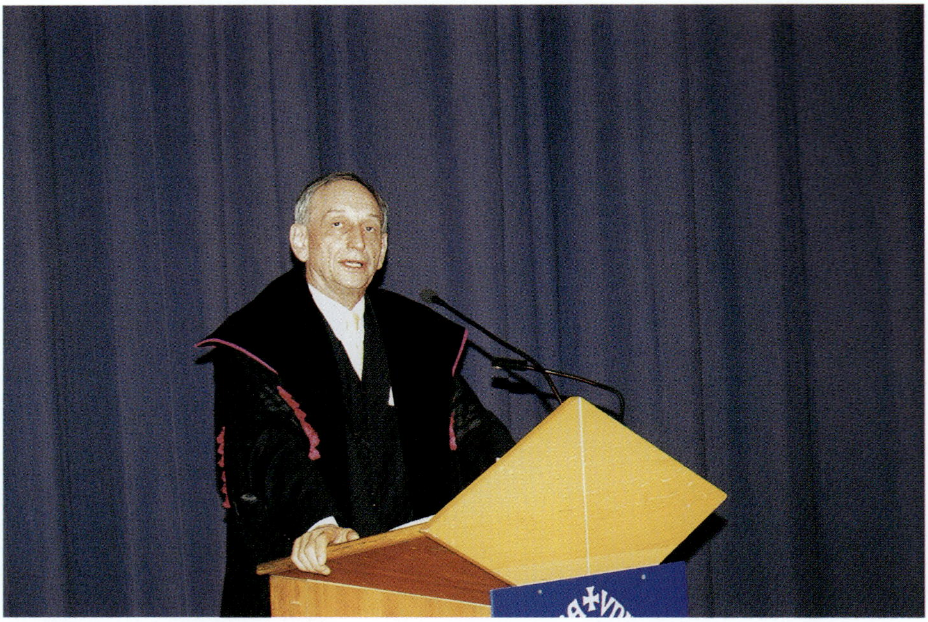

Foto: Jan Jacobs

Prof. Dr. med. Piet Nijs

Piet Nijs

Gezondheid en levenskwaliteit voor patiënt en hulpverlener in de éénentwintigste eeuw

PEETERS PRESS
LEUVEN - BELGIUM

Een publicatie van:

Erasmorus: therapeuticum trilingue

Aan mijn leermeester in de psychiatrie, Prof. Dr. Gerard Buyse,
mijn voorbeeld voor het leven van een bezielde mensenliefde
en van een klinische scherpzinnigheid.

P.N.

Omslagfoto:"Wondere winding". Piet Nijs (2002): pasteltekening

ISBN 90-429-1206-5
D. 2002/0602/127

INHOUD

GEZONDHEID EN LEVENSKWALITEIT VOOR PATIËNT EN HULPVERLENER IN DE ÉÉNENTWINTIGSTE EEUW

AFSCHEIDSCOLLEGE PROF. DR. MED. PIET NIJS

Dames en heren, collegae, goede vrienden en kennissen, beste familie!

Misschien was de opdracht om heel gezond te leven voor de moderne mens nooit zo groot als nu bij het begin van een nieuwe eeuw, bij het ochtendgloren van een nieuw millennium.
Voor deze opdracht staat elke mens: zowel de patiënt als de hulpverlener. De moderne mens zal steeds meer zijn gezondheid in eigen handen moeten nemen, waarbij hij ook persoonlijk meer verantwoordelijk wordt voor de levenskwaliteit, die hij kan genieten.

Seksualiteit en agressie: "nieuwe regels" van ontregeling

Wij weten allen dat achter de euforie van het millenniumfeest ook veel verwarring en vertwijfeling schuilging, die op 11 september 2001 als een dubbele vuurbal explodeerde, met die bevreemdende symmetrie: twee brandende W.T.C.-torens in het Westen, twee verwoeste reuzen boeddha-beelden in het Oosten. Het is niet eenvoudig, nu de zekerheden van traditionele waarden zijn weggevallen, om persoonlijk een zinnig antwoord te vinden zodanig dat het goed en zinvol blijft om te leven, ook in de wereld van morgen, ondanks de chaos: ja, misschien zelfs gezond midden de chaos.

De moderne maatschappij is razend snel en ingewikkeld geworden, ook door de informatica-explosie met al haar toepassingen. In die virtuele werkelijkheid blijft de mens eenzaam en alleen. De moderne mens leeft als in een luchtbel: in een technocratische maatschappij, die steeds meer een "stad der blinden" (Samarago) wordt.

Onder het wereldwijde web van internet ontwikkelt zich ongrijpbaar ook een nieuwe realiteit: de virtuele werkelijkheid.
Informatiesnelwegen vervoeren de moderne mens in een virtuele werkelijkheid: met virtueel interactieve partners, van virtuele knuffeldieren en virtuele zangeressen tot virtuele universiteiten.
In een wereld, waarin relaties steeds vluchtiger en minder duurzaam worden, lijkt stress de meest getrouwe levensgezel van de moderne man en vrouw, terwijl de geborgenheid van rituelen en symbolen geruisloos verdwijnt.

De Westerse welvaartmaatschappij heeft haar leden ook niet het beloofde welzijn gebracht: hoeveel luxe goederen ze ook *hebben,* toch *zijn* ze niet gelukkig.

De Wereld Gezondheid Organisatie (W.H.O.) voorspelt nu reeds dat vanaf 2004 één op vier mensen in de westerse samenleving aan depressie zal lijden, (met zelfmoordgevaar als eerste risico).

In 2001 hebben de Vlamingen voor bijna 83 miljoen € antidepressiva geslikt; bijna een verdubbeling tegenover 1995! (Slaappillen en tranquillizers zijn hier niet inbegrepen).

In België, het op drie na voorspoedigste land ter wereld, is zelfmoord de belangrijkste doodsoorzaak bij vooral mannelijke dertigers en veertigers. Naast de individuele zelfdoding is er bovendien de "collectieve uitschakeling" in een maatschappij met dalende geboortencijfers.

Depressie is een verlies aan perspectief naar de toekomst, waarin men gelooft met hoop. *Denataliteit is een depressief teken van de maatschappij,* die niet meer hoopvol uitziet naar het kind, dé speelse belofte van een toekomst, waarin men blijft geloven.

Is dan de hierna volgende uitspraak alleen maar een teken van nostalgie? Ondanks de technische overdaad zieltoogt de technische intelligentie in haar éénzijdigheid en met haar de hele technocratische beschaving, die er het product van is.
Als psychiater-seksuoloog wil ik uit het ingewikkelde kluwen van de vele storende factoren binnen de ruimte van dit afscheidscollege slechts enkele even belichten.
Daarbij sluiten ook enkele bedenkingen aan, samen met pogingen tot het geven van een positieve wending of mogelijke uitweg uit de impasse.
Enkele van deze bedenkingen en pogingen werden reeds in andere publicaties in een eerste vorm geformuleerd.
Bij deze gelegenheid worden zij hier nu samen in een voorlopig meer definitieve vorm gegoten.
Ik ben mij scherp bewust dat voor sommigen deze inleiding echt nogal somber gaat lijken, vermits de aandacht zich eerst richt op de chaotische aspecten van de vele vormen van gewelddadigheid, die de moderne mens én maatschappij bedreigen of beschadigen.
Het blijft mijn overtuiging dat heldere hoop en realistisch optimisme kunnen en zullen bijdragen aan de goede uitweg uit deze doodsgevaarlijke impasse.
Heldere hoop is hoop, die helder, d.i. met een klare geest, de concrete werkelijkheid in haar risico's en kansen kent en verkent.
Realistisch optimisme is optimisme, dat in de realiteit, hoe uitzichtloos zij zich ook toont, blijft vertrouwen omdat het, vindingrijk, ook de kleine kansen ontdekt en maximaal benut.
Zulk realistisch optimisme en zulke heldere hoop verhinderen de houding van fatalisme en onverschilligheid of van onverdraagzaamheid, die met tegengeweld tot de (nieuwe) orde wil roepen of deze dictatoriaal wil opleggen.
Evenzeer blijf ik mij scherp bewust van de beperkingen, wanneer hier even wordt stilgestaan bij slechts twee aspekten van een in feite ingewikkelde problematiek, waarbij vele factoren in wisselspel elkaar beïnvloeden.
Zo kunnen b.v. de organisatie en de beschikbaarheid van de gezondheidszorg niet buiten beschouwing blijven.

Zo blijkt uit het onderzoek van het Vlaams Instituut voor Gezondheidspromotie (VIG) dat de armen en ongeschoolden minder lang leven dan hogergeschoolden en rijken, en dat deze armen in hun korter leven ook nog veel minder jaren gezond zijn. Een ongeschoolde man kent gemiddeld 53 gezonde levensjaren, een hooggeschoolde daarentegen mag zich verheugen over 71 gezonde levensjaren.
Blijkbaar blijven er duidelijke drempels voor minderbegoeden, zelfs al heeft de gezondheidszorg in ons land een uniek sociaal profiel, dat wereldwijd opvalt.
Naast ongunstigere leef- en werkomstandigheden (ongezonde arbeid, slechtere woningen, ongezonde leefpatronen (voeding, roken, ontspanning) blijven er sociaal-materiële drempels (remgeld...), zowel in de curatieve als in de preventieve geneeskunde, die nog te vaak een onbegrijpelijke taal spreken.
Preventie (gezondheidsvoorlichting, preventieve onderzoeken, ...) zijn nog steeds te weinig vertaald naar laaggeschoolden. Ook worden zij te weinig gemotiveerd in een vorm en taal, die hen aanspreken.

Voor minder begoeden blijven dus gezondheidsbewuste leefpatronen nog steeds minder beschikbaar.
Hierin weerspiegelt zich ook het treurige feit dat kinderen van armen en laaggeschoolden ook in het onderwijs minder kansen krijgen, ook al voorziet het onderwijs met het gelijkekansendecreet in bijkomend personeel (met veel goede wil).
Er ontbreken nog in grote mate de pedagogische methoden om de achterstand weg te werken, zodat minder begoede kinderen de aangeboden kansen echt kunnen grijpen.

Wellicht lukt dit alles alleen maar, wanneer ook de ouders van deze kinderen, die meestal uit eigen ervaring de schooltijd als een mislukte, pijnlijke levensfase herinneren, gemotiveerd én betrokken worden bij de nieuwe schoolkansen.
Ook voor deze ouders moeten meer geëigende formules gevonden worden, die hen echt aanspreken.

Agressie en seksualiteit varen een steeds meer ontregelde koers.

Er is en blijft de gewelddadigheid van een samenleving, waarin – zo de uitspraak van een boer – het leven van een gewone mens niet meer telt, en waarin steeds meer mensen bezwijken of, gekneusd en geschonden tot in hun ziel, het spreekuur van de psychiater opzoeken.
Schade aan mensen is bijna altijd aangericht door andere mensen, hetzij in de weerloze kindertijd door (seksueel) geweld of verwaarlozing door familie, opvoeders of vrienden, hetzij in de volwassenheid door agressie en isolatie door partners, vrienden of vreemden.[(1)]
Bovendien, de moderne maatschappij is niet alleen complex geworden; zij evolueert, in steeds razender tempo, naar een ontregelde samenleving.
De absolute vrijheid en totale mobiliteit, opgeëist door elke burger, lopen vast in een totale chaos en verstarring, waarvan de dagelijkse files in het wegverkeer een nieuw gestold symbool zijn. Monsterfiles vormen het verkeersinfarct, dat de razend snelle maatschappij met haar onbegrensde beweeglijkheid velt.

De moderne maatschappij promoveert het genot in al zijn vormen en variaties en sleept de mensen mee in een ren naar de roes. Diezelfde maatschappij dwingt haar leden tot een genadeloze competitie: een wedloop met de rivalen en met de tijd, om in hoog tempo te genieten, haastig hijgend.

Bezinning is taboe. Bezinning is tijdverlies, want vooral de vrije tijd moet nuttig gevuld zijn. Tijd is kostbaar en vrije tijd wordt kostbaarder met de minuut.

---

[1] Zo is er het geweld tegen vrouwen binnen partnerrelaties (11% volgens Prof. Gun Heimer (Zweden), dat in één op drie gevallen begint in de zwangerschap, met steeds ernstige gevolgen voor de kinderen uit dit gezin. Vrouwenmishandeling is als doodsoorzaak bij vrouwen tussen 15 en 44 jaar even belangrijk als kanker. Alleen, er wordt in de gezondheidszorg te weinig op gescreend. (Prof. Dr. F.A. Van Assche).

De hooggeprezen lust is voor velen ook te hoog geprijsd. De moderne pest van de verslaving en van de vereenzaming met stijgende zelfmoordcijfers bevestigt dit overduidelijk. Qua zelfmoordpercentage heeft België sinds het begin der jaren '90 tussen de Europese lidstaten de tweede plaats "veroverd", en dat precies met meer gemak dan het bereiken van de Maastricht-norm door een gedreven Dehaene.

De hedonistische maatschappij sleept de enkeling mee in een *ren naar de roes,* met als doel onmiddellijke bevrediging volgens het motto: "direct grijpen wat men lust". Ascese en uitstel zijn zoek, in een tijd, die steeds ongenadiger wegtikt.

Naast de erotiek is ook de agressie een ontregelde vaart begonnen, sinds de jaren '80 steeds meer ontremd. Er kwam een elektronisch tijdperk op gang met een anonieme handel in pornografie (van videocassettes tot computerprogramma's), die zich grensoverschrijdend blijft uitbreiden, én met een brutaliseren van de seksualiteit. Het gaat om een geraffineerd verstrikken van seksuele lust met geweld en om het banaliseren en bagatelliseren ervan, met een afsplitsen van elke emotie of elk gevoel van tederheid.

De bevallige schikgodinnen uit de Griekse oudheid, de drie gratiën, τρεις χανιδες, zijn verdreven door de typisch mannelijke trias: machtswellust, vraatzuchtige geldhonger en seksueel geweld.

De nieuwe wereld toont zich steeds meer als een brutale en brutaliserende maatschappij. Het geweld staat permanent in het nieuws, wereldwijd.

De ontregelde samenleving valt niet toevallig samen met het zogenaamde verbleken van het vaderbeeld – "le déclin de l'imago parternel", zoals de psychoanalist Jacques Lacan visionair heeft beschreven, terwijl de grote Alexander Mitscherlich, eveneens een beroemde psychoanalist, de weg naar een vaderloze maatschappij in kaart heeft gebracht.

Mitscherlich heeft de afbrokkeling van het vadergezag in de maatschappij, die steeds meer dwangmatig overgeorganiseerd wordt, pregnant beschreven. In de collectieve rusteloosheid van de samenleving komt "men" terecht op kruispunten van het menselijke verkeer naar bevreemdende richtingen: gehoorzaamheid door terreur zoals in maffiapraktijken, angst en vooroordeel als machtsmiddel en wegen, die leiden van onmondige gehoorzaamheid over zogenaamde autonomie naar anarchie.

Zo heeft zich met kille duidelijkheid een samenleving gevormd – of juister: misvormd – met een jeugd zonder menselijkheid en met een ouderdom zonder leven. En de sociale "vadermoord" loopt dood in broederhaat, terwijl volksdemagogen spoorloos verdwijnen, de zakken meestal zwaar gevuld. En de massa blijft kijklustig achter, als konijnen voor een lichtbak, gefascineerd door Big Brother-toestanden.

In de jaren '90 heeft dit alles in België een culminatiepunt bereikt, dat men niet voor mogelijk achtte. Een politieke moord, de Dutroux-affaire en het Agusta-omkoopschandaal zijn slechts enkele "gebeurtenissen" uit een triestige stoet, beschamend en onterend voor mens en maatschappij.
Ook in België blijkt de maffia dus bedrijvig te zijn in "het milieu", dat zich – voor sommigen ook nogal bevreemdend – uitstrekt van de politiek over de prostitutie tot de drugs- en hormonenwereld.
In deze jachtige samenleving loopt ook iets ernstig mis met het economisme en het consumentisme, dat overal hoogtij viert. Tegen de laagste prijs en binnen de kortste tijd moet de hoogst mogelijke kwaliteit geleverd worden: voor werknemers en werkgevers wordt dit een onmenselijke druk.

De auto wordt nog steeds aanbeden als een heilige koe van het goddelijke comfort of als een glimmende stier van flitsend carrièresucces.
Een grootschalig WHO-onderzoek in Europa heeft aangetoond dat de milieuvervuiling door schadelijke uitlaatgassen meer ziektes- en sterfge-

vallen veroorzaakt dan de veel te talrijke verkeersongevallen. De auto is een zeef, en de chauffeur rijdt in het kielzog van de eigen gassen. Zo is de autobestuurder in alle comfort de 21ste eeuw triomfantelijk binnengevaren – of "gefiled"! – als een zelfmoordenaar én als een moordenaar in het verkeer.

Een oud-student van mij, die mij blijft inspireren, Stefan Hublou, onderstreept scherpzinnig dat de echte oplossing niet ligt in een verhoging van de wetenschappelijk technische efficiëntie.
Het gaat voor de moderne mens immers niet alleen om een levensreis, die perfect technisch te controleren en te bewaken blijft. Het gaat om een levensreis als een levenstocht naar het geluk, die voor elke mens steeds verschillende wegen volgt. Ik citeer Hublou: "maar het heeft steeds veel te maken met de cultuur van het menselijke, met gevoelsarbeid: openheid en vaardigheid tot menselijke omgang, het aankweken van een positieve levenshouding, van zelfrespect, van gezonde zelfliefde, in het genieten van de erotische liefde... Dat het vinden van veiligheid (niet alleen voedselveiligheid) en geluk veel te maken heeft met de cultuur van de eigen levenshouding en levensmoed, met het (confronterende) beleven van stilte, het beleven van de schoonheid van landschap, dier en plant, met het geregeld stilzetten van het denken (meditatie), en met het op die manier terug in contact komen met een dimensie van het bestaan, die sinds enkele decennia is ondergesneeuwd in lawaai en drukte.
De maatschappij van morgen heeft nood aan mensen met een hart, en die ook de moed hebben om daarin naar binnen te kijken. Hierbij rust in de eerste plaats ook een stijgende rol voor de vrouw. "Intuïtie en aandacht voor het spirituele zullen inderdaad essentieel zijn om het monster van het materialisme achter te laten waar het is opgedoken: in de 20ste eeuw", aldus Stefan Hublou.

De miskenning van het kind vond zijn uitdrukking in de pedofilie en in de kinderpornografie, die zich langs internationale netwerken wereldwijd verspreidden. In de jaren '90 werd dit plots duidelijk aan de Westerse wereld, die reeds jarenlang de ogen moedwillig sloot voor het sekstoerisme uit het rijke Westen naar de arme ontwikkelingslanden.

Ook België werd in de 2de helft van de jaren '90 wakker geschud door een tragische stoet van kindermoorden met seksueel misbruik. De namen van Julie en Melissa, van Ann en Eefje, van Loubna .... blijven voor altijd onuitwisbaar in het geheugen gegrift. Het zijn namen van en voor zovele onschuldige en weerloze slachtoffers in een maatschappij, die de bevallige gestalte van het kind niet langer erkent als hoogste waarde en grootste goed, als onderpand en enige echte belofte voor een betere toekomst.
Als gevolg hiervan werd België wereldwijd bekend, met een letterlijk onmenselijk zwart gat in het weefsel van zijn samenleving; als een afgrond van perversie met grensoverschrijdende afmetingen. Dit zwarte gat vindt, als een tragische symboliek, zijn spiegelbeeld in de naam van een dader.

En voor alle duidelijkheid zij hier onderstreept: het wangedrag van een seksueel perverse dader is niet alleen het gevolg van een stoornis in de geslachtsklieren of deficiënties in de opvoeding. Het seksuele gedrag van de mens is immers niet de manifestatie van een blind instinct (tot soortbehoud). Evenmin is het seksuele wangedrag van de mens het gevolg van een fout in een blind instinctmatig gebeuren. Het seksuele gedrag, zoals elk gedrag van de mens, is iets wat geleerd dient te worden. Naast aanleg en lichamelijke ontwikkeling (van de seksuele organen) moet de mens leren zich verantwoord en tactvol seksueel te gedragen. De dieptepsychologie heeft hierbij het belang van de eerste kinderenjaren onderstreept voor het verwerven van de basis van een gezonde seksuele ingesteldheid, van een gave seksuele identiteit en van een gevoelige relatiebekwaamheid.
Naast de kindertijd blijven even belangrijk ook de sociaal-psychologische factoren: het maatschappelijke klimaat met zijn normen en regels, zijn vooroordelen en idealen of het gebrek hieraan.

Het seksuele wangedrag van een concrete mens of een concrete groep overschrijdt dan altijd ook de individuele biologie of biografie van deze personen. Dit wangedrag is altijd, ook in zijn meest perverse manifestaties, een uitwas van de samenleving zelf, waarvan deze mensen deel uit maken. De samenleving zelf heeft dus met haar klimaat van bv. "openheid en tolerantie" – wat in een zelfgenoegzame maatschappij veeleer als onverschilligheid moet worden beschouwd – bijgedragen tot deze perverse ontwikkeling.

Agressie en seksualiteit varen in het intermenselijke verkeer een steeds meer ontregelde koers. Hoe onverschillig de agressie in het verkeer de moderne maatschappij laat, blijkt uit het nog altijd uitblijven o.m. van efficiënte maatregelen, die beletten dat er jaarlijks ruim 250 kinderen als slachtoffer vallen in het wegverkeer en dat er elk weekend zoveel jongeren dodelijk verongelukken of levenslang verminkt en zwaar gehandicapt raken.

Velen zijn niet opgewassen tegen de stress van deze crisis van het zelfgenoegzame materialisme. Zij vluchten in verdoving, verslaving, de kortstondige ontsnappingsroute van alcohol, seks of drugs. De jongerengeneratie lijkt hier een kwetsbare groep, ja een weerloze groep, letterlijk overgeleverd aan de producten of misbaksels van de oudere generatie.

Uiteraard hinkt het beleid met allerlei politiek-technische oplossingen achter het probleem aan. Een gedoogbeleid wordt krachtdadig verdedigd met allerlei argumenten – of zijn het sofismen ? – door naïeve politici – dit is niet steeds een tautologie! Meestal zijn het politici, die jongerenstemmen willen winnen om enige toekomstkansen van overleven te hebben.

Drugs voor jongeren zijn niét evident, ook al wordt dit in onze maatschappij in allerlei toonaarden heel anders voorgespiegeld.

De genotsproblematiek heeft voor de mens, ook de moderne mens, nog steeds de wortels van een existentieel drama. Beleidsvoerders kunnen dit niet elegant doorschuiven naar jeugdigen, die geacht worden er volwassen mee te kunnen omgaan. Dit doorschuiven is m.i. ook een afschuiven.

Intussen weet de psychiater-psychotherapeut vanuit klinische ervaring, telkens weer met monotone regelmaat opgedaan: gelukkige jongeren grijpen niet naar drugs.
De psychiater-psychotherapeut kent geen jongeren, die zich met drugs beter realiseren, hetzij in de studies, hetzij in een creatieve ontplooiing. Jongeren, die naar drugs grijpen, zijn aan het mislukken: in de studies, in hun eerste stappen in de beroepswereld of in het liefdesleven. De psychiater-psychotherapeut ontmoet geen jongeren, die dankzij drugs een betere greep kregen op hun problemen.
Integendeel, de weg van drugs is veeleer een vluchtweg voor de problemen, waartegen de jongere zich niet opgewassen voelt. Een wazig roesgevoel verbetert niet de klare kijk op zichzelf, op medemens en maatschappij.
De psychiater-psychotherapeut ervaart helaas dat hier zovele jongeren nog niet zo volwassen gegroeid zijn om meesterlijk-speels en zonder schaderisico's ook het genot van soft-drugs te genieten, zoals wel wordt beweerd. Integendeel, de bekoring van het verlengen van het genot en van het versterken ervan brengt het risico met zich mee over te stappen naar harddrugs, ook al gebeurt dit aanvankelijk maar onder de onschuldige vermomming van het "even uittesten".
Misschien is vooral tragisch dat de levenskracht en de wilskracht worden aangetast, zodat de jongeren met minder levensmoed en enthousiasme het risico lopen niet meer gedisciplineerd te zijn. En zonder discipline is geen studieprogramma te voltooien, geen artistieke creatie gestalte te geven, geen levensproject te verwerkelijken. Dagelijks oefenen in herhaling, met vlijt en onverdroten inzet, zijn en blijven hierbij onmisbaar. Soft-drugs wreten het jonge doorzettingsvermogen aan; hard-drugs lossen het op.
Jongeren hebben geen gedoogbeleid nodig.
Zij hebben nood aan een beleid, dat hen een zinvolle toekomst aanbiedt. Een toekomst dus, waarin het goed is om te leven en te arbeiden. Zo'n toekomst schenkt het recht en de vreugde van een arbeid, waarin men zich kan uitleven en verwezenlijken, én die ook met enthousiasme oproept tot verplichtingen. Zo'n toekomst brengt geluk, gedeeld geluk met de mede-

mens. En die arbeid en dat geluk maken het leven zinvol, want zij schenken zin om te leven, zin in het leven.
Een project van *spirituele pedagogiek* zal een hoofdbekommernis zijn van het beleid in de maatschappij van morgen.
Is het niet typisch dat ook het seksuele verkeer voor jongeren in een "lastige liaison" terecht kwam met b.v. het voorstel tot leeftijdsverlaging voor het strafbaar stellen van seksueel verkeer met en tussen minderjarigen? Daar heeft het beleid bakzeil moeten halen, niet zonder smet.

Ook het condoombeleid voor jongeren, dat met veel blablabla als tamtam van een gezondheidsbewust programma werd aangekondigd, bleek niet meer te zijn dan een mislukte vogelzang van een blinde vink.

Bij een onfortuinlijk verkiezingsincident in een taalbevriend land was de commentaar van de voorzitter van een grote traditionele partij in Vlaanderen, dat de traditionele partijen dringend nood hebben aan politici met meer zin voor... infotainment; dus blijkbaar geen nood meer aan staatslieden met een visie.
Wij kennen en betreuren allen de tragische gevolgen van dit incident. *Woorden worden moorden.*
De geschiedenis leert ons dat alle dictatoriale systemen homoseksuelen en seksuologen uitschakelen.
Bij toenemende intolerantie in een maatschappelijk systeem worden de homoseksuele mens en de seksuoloog dus telkens weer geëlimineerd; hij wordt monddood of dood gemaakt.

Ook de massa-media tonen dagelijks dat de moderne maatschappij en de moderne mens gehypnotiseerd worden door het geweld. "Bloed op de voorpagina; bloot op de binnenpagina", aldus de succesformule van een modern publicatiebeleid, dat steeds meer kranten en weekbladen terroriseert. Het dagelijkse TV-nieuws wordt gedragen door beelden van oorlog en agressie, van verkrachting en gewelddadigheid, van brutale moordpartijen of subtiel uithongeren van weerloze kinderen.

Het gaat, in steeds agressievere variaties, om een kijklustige sensatiepers: (kleuren)drukinkt als sluipend gif op de weg naar een pervertering van de maatschappij.
Eén blik in het uitstalraam van een videotheek bewijst hoe in de jaren '90 het bloot van porno-erotiek massaal is verdrongen door het bloed van sadistisch beeldmateriaal, dodelijk gemechaniseerd in shockerende kleuren.
Intussen woekert de kinderpornografie wereldwijd, waarbij de rijke westerling zich verlustigt ten koste van de verre evennaaste, weerloos overgeleverd door honger en armoede én uitgeleverd aan seksuele en agressieve uitbuiting.
Een nieuwe maatschappij, die het Kind geen eerbiedige plaats meer inruimt, noch in haar hart noch in het verkeer, vindt dan ook de meest perfide uitdrukking van haar ontaarding in de seksuele uitbuiting van het kind, zowel door incest als door kinderpornografie.

De lust van de agressie beheerst de moderne media, die de moderne mens verzadigen en verdoven, belust op agressie.

Welnu, kenmerkend voor de seksuele pervertering is de destructieve gerichtheid, waarin, zoals met de lichamelijke verwoesting door een kanker, de persoon door het seksueel perverse gedrag zichzelf, de partner en zijn relaties steeds meer zal vernielen. De perverse lust welt juist op uit dit genot van het vernielen, van het pijnigen, vernederen of verminken van de medemens of van de relatie.
Is diezelfde radicaal perverse houding, ook wat de agressie betreft, niet aanwijsbaar in een maatschappij, in de ban van een sensatiepers? Welke gezonde mens kan zich zonder schade aan zulke perverse dictatuur van de massa-media blijven blootstellen? En vooral, hoe kunnen weerloze kinderen en kwetsbare jongeren bestand zijn tegen de gewelddadigheid van een perverse beeldcultuur, die de agressie ongeremd in beeld brengt?
Jeugdcriminaliteit, drugs- en alcoholabusus, zelfmoord... beginnen op steeds jongere leeftijd en worden niet alleen verklaard door verpaupering of broken-home-toestanden.

De levensvisie – of het gebrek eraan – van een "misdadige jeugd" is ook gevormd – of juister: misvormd – door de perverse trekken van de moderne massa-media, zowel door de flitsende vluchtigheid van een TV-medium, dat agressiebeelden als nieuws mitrailleert, als door een pers, die haar lezers gestadig blijft treffen met een stortvloed van agressie-nieuws. Beide drijven hen tot in de verdoving van de onverschilligheid.

De moderne "kieskeurige en veeleisende kijker" gedraagt zich als een homo sapiens, die ontaard is tot een homo zapiens.

De moderne mens wordt verdoofd door een beeld-(on)-cultuur van een maatschappij, die verslaafd is aan de techniek van de sensatie. En vooral, er heerst een verbod op eerbied. Eerbied, zowel voor de mens als voor menselijke waarden en normen, is strikt verboden.

Onder het mom van de vrije nieuwsgaring gedragen journalisten zich als aasgieren, die niets ontziend indringen in de privacy van de enkeling: in de intimiteit van het erotische leven, in de intimiteit van het sterven.

Er wordt zelfs niet geaarzeld om de zelfmoordpoging van een hopeloze mens, die "alles zal doen om aandacht te krijgen" en een weerloze prooi wordt van de sensatie, aan de "kritische kijker" aan te bieden, ook weer onder het mom van objectieve informatie-verstrekking.
De macht van de grootste mogendheid op aarde werd schaamteloos onder de gordel afgemeten naar pikante details van seksuele potentie.
Vergeten wij niet: de uitzending van de presidentiële ondervraging hierover, werd uitgezonden door 6 tv-stations tegelijk en – voor het eerst in de Amerikaanse TV-geschiedenis! – niet onderbroken door reclamespots.

Het blijft hoopvol dat juist de gezaghebbende stem van onze rector, bij de opening van het academiejaar '97-'98, in deze aula hier stelling heeft genomen tegenover het aanhoudende geweld van het "gewapende" woord

en tegen de misbruiken van een pers, die steeds dodelijker crasht of doet crashen, niet alleen een prinses Diana.
De demagogen van weleer zijn vervangen door de mediagogen.

Herman De Dijn heeft ook het zogenaamde professionalisme van de hulp aan de slachtoffers van de moderne mensheid, die blijft dwalen tussen oorlogszucht en gewelddadigheid op grote en op kleine schaal, scherpzinnig aan de kaak gesteld. Die slachtofferhulp is erop gericht de rampzalige gevolgen zo snel mogelijk op te ruimen zodat het gewone leven zijn gang kan hernemen en waarbij frappant ontbreekt de aandacht voor het tragische van het gebeuren zelf. "De verbijstering, de wanhoop, het verdriet, de afschuw, volkomen geëigende reacties en emoties tegenover het wrede, het onmenselijke, het kwade, de zinloosheid, verdwijnen volkomen uit het gezicht. Achter deze obsessie van professionele opvang schuilt de onwil en onkunde om zich met het tragische gebeuren, met de werkelijkheid in haar onmenselijke gedaante te confronteren. Onwil en onkunde om in contact te komen met een werkelijkheid, die de diepe kwetsbaarheid van het menselijke leven en samenleven onthult. Deze aandacht getuigt niet van realiteitszin, maar van voyeurisme. Door hun voyeuristisch infotainment schermt men ons zo af van de realiteit".[2]

Een geweldloze uitweg uit de impasse: spirituele pedagogiek

Toch kan de moderne mens een uitweg vinden uit de destructie van gewelddadigheid, ook al blijft er de bekoring om onverschillig te verzinken in fatalisme en nihilisme.
De wereldgeschiedenis, die vooral een oorlogsgeschiedenis is en blijft, bevestigt dat geweld niet effectief uitgeroeid wordt met geweld. Dan draait de spiraal van geweld alleen maar verder door.

[2] H. DEDIJN: Moritoen: *Van zelfontplooiing tot spiritualiteit.* Kapellen – Amsterdam; Pelckmans. 1998, 21-25.

Tegenover geweld is geweldloosheid het enige antwoord: het enige effectieve antwoord en ook het enige humane antwoord.
En dit geweldloos blijvend verzet begint allereerst met een enthousiaste inzet voor een nieuwe geïnspireerde en inspirerende pedadogiek voor de mens van morgen.
Het gaat ook om de zinvolle levensblijheid van de vrolijke asceet, die vrij(moedig) en onthecht het leven kan genieten in een nuchtere roes.
Hierbij is een krachtdadig engagement onmisbaar voor een opvoeding, die er op gericht is om elke mens te laten opgroeien tot een meer (zelf)bewuste persoon met een groter kritisch vermogen en een fijner ethisch gevoel: tolerant en tactvol gevoelig, ook voor de verre evennaaste.
En waar zulke opvoeding tekort schiet moet de hulp door therapie deze groei weer of meer mogelijk maken. Het is evident dat zulke psychotherapie gericht is op het bevorderen van een harmonisch vrijgroeien van remmende invloeden uit de kindertijd, van storende invloeden en belemmerende ideologieën in de volwassenheid.

Dit kan en zal waarborg bieden voor een betere verstandhouding dankzij een meer welwillend-kritische tolerantie, die niet (meer) verstoord wordt door infantiel dwepen of jaloerse rivaliteit.
Het belang van zulke humane vorming voor ons land is duidelijk: in een Europees onderzoek, uitgevoerd op het einde van de jaren '90, scoren de Belgen het hoogst voor racisme en voor het gebrek aan openheid tegenover vreemdelingen.
Vooral gaat het om een groei tot een meer zelfstandig en ethisch bewuste persoon, die welwillend kritisch en sceptisch blijft voor elk filosofisch systeem.
De welwillende scepticus weet dat elk ideologisch systeem het risico kent om onderscheiden, die niet passen in het systeem, te loochenen en weg te werken. De mens met ethisch verfijnd en verruimd bewustzijn weet dat systemen de mensen gelijkschakelen en uitschakelen. Oorlogzuchtige systemen maken immers de mensen uniform, in uniformen van militaire en/of religieuze makelij.

De nieuwe mens met verruimd ethisch bewustzijn erkent de evennaaste, zowel de nabije als de verre. En hij blikt op naar de evennaaste, die hij juist deemoedig en eerbiedig erkent in “le visage de l’autre”, zoals Levinas en Burggraeve aantonen. Hij is welwillend voor de evennaaste, vooral in diens anders zijn. Zijn vrijheid berust op tolerantie. Hij duizelt ook niet voor de opdracht, dat hij zelf, in verantwoording en dialoog met de medemens en met waarden, mag en moet bepalen waar moeilijke grenzen liggen voor een vreedzaam samenleven, voor een ethisch verantwoord leven. Hij weet zich ook in verantwoordelijkheid opgeroepen om krachtdadig aan de destructie van het oorlogsgeweld grenzen te stellen, o.a. door vredesmissies, ook bij en voor de verre evennaaste.

Het verblijdt mij daarom diep dat de bevelhebber der Nederlandse Strijdkrachten in deze aula aanwezig is: voor mij een levendig bewijs van de militaire inzet ter bescherming en verdediging van de humaniteit in het verscheurde mensdom.

De welwillende scepticus blijft sceptisch tegenover elk politieke ideologie, die, als geluksmaker, beweert het geluk te brengen; tegenover elke godsdienst, die verkondigt de waarheid te brengen. Het derde millennium zal het millennium van één wereldgodsdienst zijn: een godsdienst van eenheid in verscheidenheid, dankzij het heldere inzicht dat het goddelijke Licht zich door de verschillende godsdiensten als door oude brandglasramen veelkleurig over de wereldcontinenten verspreidt.

De moderne mens: ongeneeslijk religieus ziek?

Vanaf 2004 zal depressie dus de hoofdaandoening van de moderne Westerse mens zijn. Dat voorspelt de Wereldgezondheidsorganisatie. De technische vooruitgang heeft ons ongehoorde welvaart gebracht. Ook de medische wetenschap wint snel terrein tegen lichamelijke aandoeningen. Prothesen-geneeskunde, genetische manipulatie en biotechnologie leveren "grensverleggende resultaten", die niet alleen ethici doen huiveren. Maar technische vooruitgang heeft ons ook met 'beschavingsziekten' opgezadeld. "Wie het paradijs op aarde wil, brengt dikwijls de hel" zo zei Popper. Echt gelukkiger is de moderne mens nog niet geworden. En evenmin bekwamer om in vrede en verdraagzaamheid samen te leven.

Spiritualiteit als antwoord

Toenemende psychiatrische stoornissen zijn de keerzijde van een éénzijdig technische wetenschap in een maatschappij, die zich in haar weten ook bevrijd waant van godsdienst en geloof. Václav Havel (1992) heeft scherpzinnig deze vernieling van mens en maatschappij verwoord: 'Wij behandelen de verwoestende gevolgen van onze technologie alsof het technische fouten zijn, die eenvoudig door betere technologieën kunnen worden genezen of vermeden. Wij zoeken naar een objectieve uitweg uit de crisis van de objectiviteit'.[3]

Spiritualiteit is het antwoord voor mens en maatschappij in deze crisis. De moderne mens heeft behoefte aan zin. Als die ontbreekt, gaat hij gebukt onder verveling en depressie, wanhoop en agressie. Wat is het doel van dit leven? Waarom besta ik? Vragen, die bij technowetenschappers buiten hun interesse liggen of onjuist zijn, aangezien volgens hen de menselijke soort *toevallig* is ontstaan in een *willekeurig* universum.

Max Wildiers zei op zijn 90ste verjaardag, terug- én vooruitblikkend: 'De moderne mens leeft in een tijdperk van leegte, van spirituele leegte, van godsverduistering. Zijn spirituele honger wordt duidelijk in de vele sekten, die overal bloeien'. Levensgeluk en vrede worden niet geconditioneerd door de almacht van de techniek, noch door de tirannie van de effectiviteit. Ze ontplooien zich in het teken van de affectiviteit, aldus een leidmotief van dit afscheidscollege.

---

[3] Havel, V., 'Toespraak op het Wereldforum voor Economie in Zwitserland, 4 februari 1992, *Freundesbrief der Offensiven junger Christen*, 1992 (3), 85-87

Valse wegen

De moderne maatschappij wordt steeds meer een computergestuurde kennismaatschappij. In onze a-religieuze wereld heerst een bijna religieus geloof in de vooruitgangsideologie: alle problemen kunnen worden opgelost met geld en techniek. Intussen ziet de psychiater het object van deze wetenschapstechnieken als *subject* op zijn spreekuur, uitgeput en de adem afgesneden door een leven van vooruitgang in ijltempo. De moderne ongelovige ontpopt zich als een goedgelovige, ja bijgelovige mens, die reikhalzend uitkijkt naar het Aquariustijdperk als dé Celestijnse belofte. Niet weinigen zoeken ontsnapping in wazige vormen van meditatie, vaak omgeven met simpele suggesties van behaaglijke relaxatie. Het is het schijnenthousiasme van de welig tierende groeigroepen (of knoeigroepen), waarin ego-trippers zelfgenoegzaam zich goed voelen, *naast* elkaar in groep. Echte zelfontplooiing geschiedt alleen in *reële* ontmoeting met de ander, in confrontatie met een medemens, die als andere mijn zelfgenoegzame horizon radicaal openbreekt. Confrontatie is en blijft letterlijk frontale botsing, die echter de ander in zijn anders zijn niet kneust of kwetst, wel respecteert als dé levende bron van verrijking.

Mensen worden psychisch ziek door het lijden, dat anderen hen hebben aangedaan: in de kindertijd dikwijls door familieleden, later door vrienden of vreemden. Dit geestelijk lijden, door een psychisch trauma opgedaan, isoleert de mens: hij wordt uitgesloten of sluit zich af. Een mens kan pas gelukkig worden in ontmoeting met een medemens, die hem liefdevol bejegent. Biologische middelen als medicamenten en voeding alleen kunnen hem niet genezen. Als mens moet hij opnieuw verbondenheid ontvangen, dankzij de genade van de ontmoeting, waarin het goede evangelie van het heil aan den lijve ervaren wordt. En religie (religare = verbinden) verwijst oorspronkelijk naar deze unieke menselijke levensopdracht. Alleen verbonden met mens en natuur, met kosmos en het Goddelijke Zijn, kan de mens heel gezond groeien.

Genezing in ontmoeting

Het geluk wortelt in het spirituele: geluk sticht verbondenheid, verbindt mensen. Zo is geluk religie. Het is een religie, die niet dogmatisch de éne waarheid verkondigt. Het gaat niet om een dogmatische waarheid, maar om de waarheid geboren uit directe, persoonlijke ervaringen. In bescheidenheid weet dit religieus geluk, dat het Goddelijke Zijn als een licht straalt. Het weze hier herhaald: goddelijke licht straalt even veelkleurig door de verschillende godsdiensten heen als door oude glasramen. En het is de opdracht van de moderne mens de waarheid van dit Licht naar waarde te proeven.
Bevoorrechte gidsen voor zulke levensreis zijn de mystiekers. In de eenheid van hun goddelijke zijnservaring, met lichaam en ziel, bieden zij reisroutes voor de moderne mens, die leeft met slechts gefragmenteerde kennis in een verbrokkelde wereld, die steeds meer virtueel wordt.

Sinds enkele jaren is er – gelukkig! – groeiende interesse voor mystiek, vooral voor de Oosterse mystiek. Er is en blijft echter nog een grote onwetendheid zowel nopens de Nederlandse als de Rijnlandse mystiek. De Nederlandse mystiek beperkt zich niet tot Beatrijs van Nazareth, tot Hadewijck en Ruusbroeck, evenmin als de Rijnlandse mystiek beperkt blijft tot Hildegard van Bingen en Eckhart. Inderdaad, het gaat om een schitterend kralensnoer van Nederlandse en Rijnlandse mystiek, met veelal onbekende parels.
Hoe bescheiden, ja soms onbekend deze verschillende parels ook nog zijn, toch waait door allen de Geest. In onze moderne maatschappij kunnen zij inspiratie bieden aan velen op hun levenstocht en om, spiritueel gesterkt, de levenstocht voort te zetten met mystieke hartstocht.[4]

---

[4] Zie o.m. Nijs, P. & Meyers, K. (Eds): *De onbereikbaarheid van de geliefde.* Pareltjes van Nederlandse en Rijnlandse mystiek, Leuven, Peeters Press, 2001, 139 pag.
Meyers, K. & Nijs, P. (Eds): *Minne is al.* Pareltjes van Nederlandse en Rijnlandse mystiek. Leuven, Peeters Press, 2002, 132 pag.

De moderne hulpverleners: kwetsbare mensen

Ook hulpverleners zijn mensen, kwetsbare mensen.
Steeds meer hulpverleners klagen over de stress, die hun beroep meebrengt. De gevolgen ervan zijn uiteenlopend: ook vele artsen klagen over depressies, angststoornissen of alcohol- en medicamentenmisbruik. Niet weinigen hebben te kampen met relatiemoeilijkheden, seksuele problemen of gezinsmoeilijkheden, die de ontwikkeling en psychosociale groei van hun kinderen jarenlang kunnen afremmen of verlammen.

In vele landen neemt burn-out bij de hulpverleners indrukwekkende vormen aan, en dit naast de burn-outravage bij leraars en opvoeders.
In Zweden zoekt 30% van de ziekenhuisdokters een andere plaats; 10% van de Zweedse artsen wil het beroep opgeven.
In Franse universiteitsklinieken wil meer dan 30% van de kliniekhoofden hun functie neerleggen en zou ook bijna 50% van de adjunkt-kliniekhoofden een eventueel aangeboden bevordering weigeren.
Ook in ons land betreuren vier op tien artsen hun beroepskeuze, aldus een enquête van de Artsenkrant, die in het najaar 2001 bij meer dan 4.000 artsen werd uitgevoerd. Zeven op de tien dokters ontraden hun kinderen om geneeskunde te studeren. Ze zijn ook ronduit pessimistisch over het gezondheidsbeleid, terwijl ze zich ook niet gesteund voelen als het om hun veiligheid gaat, aldus negen op de tien ondervraagde dokters. Het gevoel van onveiligheid en bedreiging neemt toe, niet alleen bij het avondwerk.
Steeds meer hulpverleners verlaten vroegtijdig het beroep, soms heel abrupt, en dit tot verdriet en angstige verlatenheidsgevoelens van vele patiënten, én tot droefheid van de echte vrienden, collega's.
In een maatschappij, door gewelddadigheid getekend, lopen vrouwen bestendig het gevaar in de seksualiteit misbruikt en uitgebuit te worden, terwijl hulpverleners door de werkstructuur worden misbruikt en uitgebuit. Vrouwelijke hulpverleners zijn dus aan een dubbel hoog risico blootgesteld. Het verwondert ons niet dat in het kader van zulk gestruc-

tureerd geweld, het zelfmoordcijfer bij artsen en therapeuten dubbel zo hoog is als in de normale bevolking, terwijl bij vrouwelijke artsen en therapeuten het zelfmoordcijfer zelfs vier maal hoger is dan in de vrouwelijke bevolking.

En meestal is een treurige levensfase aan de zelfmoord voorafgegaan, met alcoholmisbruik en zelfmedicatie in toenemende dosis en stijgende afhankelijkheid.

Bij zelfdoding was nog 80% beroepsactief, met conflicten in het beroep en soms met beroepsfouten, met sociale moeilijkheden en psychoseksuele partnerproblemen en/of gezinsmoeilijkheden, die dikwijls verwikkeld zijn met impulsief agressieve uitbarstingen. En vooral is er een toenemend zich sociaal isoleren, zodat "de hulpkreet" niet gehoord wordt.

Hulpverleners in nood worden helaas vaak niet gehoord, afgegrendeld in een psychosociaal en professioneel vacuum.

Of – niet zo frekwent – de succesrijke hulpverlener pleegt plots zelfmoord, totaal onverwacht, en breekt aldus een glanzende carrière af, totaal vereenzaamd te midden van schijnbaar goed functionerende *beroeps*contacten, (die echter zonder persoonlijke betrokkenheid en engagement blijven).

Of hij verlaat plots beroep en gezin en verdwijnt spoorloos naar het buitenland, op zoek naar een ánder leven in een ascetische blokhut of in een sensuele schoot.

Niet de seksuele revolutie met haar "vrije normen", wel de moderne werkstructuur vormt de grootste bedreiging voor een stabiel relatieleven, voor een gaaf gezinsleven én voor een echte emancipatie van de vrouw.

Zo toont Sylvia Ann Hewlett aan in haar zeer lezenswaardig boek[5] dat vrouwen, die in de V.S.A. een carrière najagen, voor een bijna onoplosbaar dilemma staan: of carrière, of gezin.

De "Amerikaanse Droom": *to have it all* wordt voor hen onbereikbaar. Een geslaagd zakenleven en een volwaardig privé-leven zijn moeilijk te combi-

[5] Sylvia A. Hewlett: *Creating a Life.* Professional Women and the Quest for Children. Talk Miramax Books, 2002, 334 pp.

neren, alleszins voor vrouwen. Zo is bijna 50% van de vrouwen met een hoog inkomen kinderloos op hun veertigste levensjaar (tegenover slechts 19% van de 40-jarige mannen uit het hoogste echelon van het bedrijfsleven).

Deze kinderloosheid is geen bewuste keuze van de vrouw. De overgrote meerderheid (86%) wilde graag kinderen en is dus in feite gefrustreerd. Het worden dus gefrustreerde, succesrijke (carrière)vrouwen. En het is bekend dat kinderloze mensen minder toekomstbewust leven (b.v. aandacht en verantwoordelijkheid voor een leefbare aarde voor de volgende generaties).

Carrière-vrouwen met kinderen worden financieel afgestraft: per kind moet een werkende vrouw 6% van haar inkomen inleveren, (terwijl mannen met kinderen meer gaan verdienen ... en dus extra-beloond worden). Bovendien, geslaagde carrière-vrouwen hebben niet alleen vaak geen kinderen; ze hebben ook dikwijls geen vaste partner.

Slechts 60 % van de vrouwen, die flink verdienen, is gehuwd, (tegenover 76 % van de mannen). Bij vrouwen met een hoog inkomen is zelfs 83% niet getrouwd, (of geraakt niet aan een partner: hoogopgeleide mannen vinden hoogopgeleide vrouwen als partner bedreigend...).

Vrouwen betalen dus een extra-hoge prijs voor een carrière-leven. Zij verdienen niet alleen duidelijk minder (20 tot 30%); zij vinden ook minder gemakkelijk een geschikte partner en "staan dus eenzaam op weg naar de top". Zij moeten vaak het offer brengen van een niet vervulde kinderwens. En als zij hun kinderwens invullen, moeten zij extra financieel inleveren, (met vaak verminderde carrière kansen). Een carrière beginnen én gelukken na (de opvoeding van) de kinderen blijft voor een vrouw uitzonderlijk moeilijk.

Meer aandacht voor de menselijke en tussen-menselijke aspecten in het werkmidden wordt steeds meer nodig. Allereerst moet een familievriendelijk klimaat bevorderd worden, met flexibele werktijden, niet alleen voor de vrouwelijke hulpverlener, waarbij de aandacht voor faciliteiten i.v.m. kinderopvang en opvoeding vanzelfsprekend zal zijn.

Spanningen tussen collega's, rivaliteitsproblemen, ongewenste seksuele intimiteiten, pesterijen en intimidatie of isoleringspogingen kunnen maar effectief worden opgevangen, wanneer er een open klimaat van communicatie is tussen de medewerkers onderling en de verantwoordelijken. Ook ongevallen en gewelddadigheid tegenover hulpverleners moeten worden bijgehouden en opgevolgd. Een adequaat systeem van verwerking bij eventuele trauma's kan niet genoeg aandacht krijgen.

Overleg, coaching en counseling zijn het dagelijkse voedsel voor een arbeidsklimaat, dat arbeidsvreugde in stand houdt en bevordert.

Begeleiding van mensen brengt ook steeds meer stress mee dan de behandeling van een lichamelijk ziekteproces.

Bij een lichamelijke aandoening kan men bij de diagnose de omvang van het kwaad meestal goed inschatten.

Bij tussenmenselijke problemen kan het kwaad veel verder "uitgezaaid zijn" en sterk verwikkelde wortels hebben, hoe onschuldig de aanmeldingsklacht (libidoverlies, buikpijn, angstigheid, prikkelbare gejaagdheid, "kwade buien") ook moge zijn.

Bij tussenmenselijke problemen kan de hulpverlener zich niet op een neutraal objectief standpunt terugtrekken, met een (zelf)beschermende distantie en zonder gevoelsbetrokkenheid.

Bij begeleiding van mensen is de *hulpverlener zelf als persoon* betrokken: hijzelf is het therapeutisch instrument, dat voor elke ontmoeting opnieuw moet gestemd en afgestemd worden. Hij wordt dus telkens weer betrokken *in* de relatieproblemen, waaronder mensen lijden. Het beroepsleven van zulke hulpverlener is dus een leven midden probleembeladen relaties. Het lijden van deze patiënten is hen aangedaan, meestal door betekenisvolle anderen (ouders, opvoeders, familieleden in de kindertijd; partners, vrienden of vreemden in de volwassenheid). Naast het geweld binnen de gemeenschap van de familie is er nog het gestructureerde geweld van een samenleving, die steeds chaotischer en normlozer wordt.

Het kwaad, dat hen is aangedaan, komt dus niet uit de natuur, wel van de medemens. Zij lijden omdat zij het aangedane kwaad niet (meer) kwijt geraakt zijn. Integendeel; het aangedane kwaad maakt hen ook kwaadaardig. De

beschadiging door trauma gaat altijd terug op geweld, dat grenzen niet heeft gerespecteerd (lichamelijke mishandeling, psychoseksueel geweld, emotionele mishandeling, verwaarlozing of isolering). Het gaat ook steeds om aantasting van het (zelf)respect en van de lichamelijke en psychische intimiteit, van de grenzen van discretie en tact. Getraumatiseerde mensen hebben geleerd te overleven door angstige achterdocht, wantrouwen en door zich te isoleren.
Deze overlevingsstrategieën zetten hen uiteindelijk vast in hun lijden, vermits zij ook de positieve ontplooiing van de mens saboteren.
Therapie is en blijft voor hulpverleners, zowel beginners als ervarenen, een evenwichtsoefening tussen betrokkenheid en distantie. Verschrikkelijke verhalen van patiënten, dag in dag uit, over de vele gestalten van het kwaad kan men niet zomaar loslaten. Patiënten lijden onder trauma-ervaringen bv. de posttraumatische stress-stoornis; therapeuten lijden mee door de traumaverhalen (secundaire traumatisering).
Trauma-*ervaringen* veranderen ingrijpend het leven van de slachtoffers. Trauma*verhalen* veranderen ook de hulpverleners, zowel emotioneel als cognitief. Secundaire traumatisering is de prijs die traumahulpverleners voor hun werk betalen.
Therapie is voor de therapeut een vrijwillige gijzeling binnen een traumagebied.
Secundaire traumatisering verschilt van burn-out, dat een lichamelijke, psychische en geestelijke uitputting is door het werk, met desillusie van de therapeut, die zich ook distantieert en isoleert, en gekweld wordt door het gevoel in zijn leven radicaal mislukt en bedrogen te zijn.
Secundaire traumatisering door de verhalen, de pijn en de machteloosheid van de patiënten kan voorkomen worden, indien de hulpverleners de confronterende ervaringen van traumaverhalen binnen de veiligheid van een intervisiegroep kunnen delen en mededelen.
De draagkracht van elke mens, ook van de hulpverlener, is beperkt.
Toch kan een mens bijna oneindig veel dragen, als hij medemenselijke steun en betrokkenheid ervaart. Zo wordt een posttraumatische groei bevorderd door medemenselijke steun en door een flexibele copingsstijl: strategieën om zich te beschermen tegen schokkende verhalen en ervarin-

gen tijdens en na therapeutische sessies. Gebeurt dit niet, dan ontstaat een negatieve spiraal met voortsluipende gevolgen door het therapeutische traumawerk.
De hulpverlener gaat een persoonlijke weg moeten vinden tussen de uitersten van niet-betrokken afstand nemen en overbetrokken-zijn. Persoonlijke en situationele risicofactoren spelen hierbij ook een rol. Mannen en vrouwen verschillen in de reacties op traumaverhalen. Leeftijd en ervaring spelen een rol, naast de setting, de arbeidsomstandigheden en uiteraard ook de theoretische kennis en de therapeutische vaardigheden.
Het onderkennen van de eerste signalen van secundaire traumatisering is van groot belang, om te vermijden dat de hulpverlener zelf bij de langdurige therapie van getraumatiseerde patiënten, uitvalt door ziekte, waarvan de symptomen sterk lijken op de posttraumatische klachten van de patiënten zelf.
Langdurige trauma-ervaringen leiden bij de patiënt ook tot desintegratieangsten, soms met een fixatie op het "slachtoffer-zijn".
Gruwelijke verhalen lokken angst en ontzetting uit, waarin ook schokkende ervaringen uit het leven van de hulpverlener zelf gaan meetrillen.

De confrontatie met traumaverhalen is niet enkel belastend, ja uitputtend of zelfs destructief; het biedt ook mogelijkheid tot positieve verandering, tot groei. Dit maakt de hulpverlener meer bewust van waarden en prioriteiten in het leven, van schoonheid en liefde, van steun van mensen voor elkaar. Positieve veranderingen zijn de basis van hoop en levensmoed, als tegenhanger van de destructieve krachten en chaos.
Ook mensen op de dool zoeken geluk en intimiteit, maar brengen de hulpverlener wel traumaverhalen van intieme oorlog met grensvernielende accidenten en incidenten.
Therapie is altijd ook een leren aanvaarden van grenzen én grenzen in stand houden.
Gewelddadige conflicten spreken ook tot de verbeelding; de traumaverhalen kunnen bij de hulpverlener ook seksueel agressieve fantasieën oproepen, die bron van angst en zelftwijfels kunnen zijn.

Therapie speelt zich af in een krachtenveld, in het teken van de paradox: de hulpverlener zal empathisch, niet oordelend en niet ingrijpend zich openstellen voor de patiënt, die telkens weer bombardeert met kwaadaardige gevoelens van woede, ergernis, angst, haat...
Zo leidt de onmacht van een mishandelde vrouw, die ondanks een toegewijde begeleiding, er niet in gelukt om afstand te nemen van een partner, die haar verkracht, tot woede, teleurstelling, frustratie en machteloosheid bij de hulpverlener.
Tender loving care wordt aangeboden aan mensen, die juist beschadigd zijn door gewelddadigheid of gemis aan tederheid en in hun leven deze beschadiging ook kwaadaardig verder uitleven, óók in de omgang met de hulpverlener. Omgaan met agressie en geweld, zowel fysiek als psychisch, is geen eenvoudige opdracht, vooral wanneer dit geweld dreigt te escaleren. Voor de hulpverlener volstaat hier niet een perfecte theoretische kennis van het werkgebied. Een rationeel-emotieve vaardigheid laat toe om constructief met eigen negatieve signalen van stress om te gaan en de storende denkpatronen (van secundaire traumatisering) bij zichzelf te herkennen en om te buigen in een positieve groei.
Hulpverleners kunnen niet blijven zorgen voor patiënten als zij niet zorgen voor zichzelf én voor elkaar.
De stress van het dagelijks blootgesteld zijn aan en het geconfronteerd worden met angst en agressie wordt bij de hulpverlener nogal eens uit het oog verloren of geminimaliseerd.
"Dat hoort en ziet toch iedereen dagelijks op TV", is het lakonieke antwoord. Wel wordt hierbij flagrant vergeten dat TV voyeuristisch infotainment biedt aan de verdoofde kijker, terwijl het in therapie gaat om intense, persoonlijke betrokkenheid van de hulpverlener.
Bij zogenoemde plaatsvervangende traumatisering (Hermann, 1993) gaat de hulpverlener zelf lijden aan symptomen van een posttraumatische stress-stoornis. Door zijn betrokkenheid loopt de hulpverlener hier gevaar voor de eigen geestelijke gezondheid. De traumatische tegenoverdracht omvat alle emotionele reacties van de "aangedane" hulpverlener op zowel de patiënt als op de traumatische gebeurtenissen. Net als

de patiënt kan de hulpverlener dan gaan lijden aan een verstoord relatieleven. Het steeds weer aanhoren van wreedheden en geweld tast zijn vertrouwen in de mens aan, met een toegenomen gevoel van kwetsbaarheid en onveiligheid, met twijfel aan eigen kennis en vaardigheden, en met soms een overschatten van de mogelijkheden van de traumapatiënt: "een onverwoestbaar taaie overlever". Zulke bestendige confrontatie met traumaverhalen vreet aan fundamentele psychologische behoeften zoals de behoeften aan veiligheid, aanhankelijkheid, vertrouwen, respect, intimiteit, gezag...

Welke hulpverlener zal zich niet machteloos voelen ten opzichte van een gewelddadige situatie, die niet verandert en steeds maar wordt verhaald én herhaald?

Traumaverhalen tellen zich bij elkaar op en worden zo één groot traumaverhaal. Dan wordt secundaire traumatisering ook een bron van groeiende stress.

Secundaire traumatisering begint meestal wel onschuldig met atypische spanningsklachten, die iedereen wel eens heeft. Over maanden gaan ze de lichamelijke en emotionele gezondheid én de levensvisie van de hulpverlener aantasten.

Door een posttraumatische groei kan de hulpverlener echter juist groeien in zelfwaardering, in relatie met anderen en in zijn levensfilosofie. Hij kan groeien in draagkracht, zodat hij minder kwetsbaar en meer onverstoorbaar leeft: minder kwetsbaar betekent tegelijkertijd ook scherper bewust zijn van eigen kwetsbaarheid en het aangewezen zijn op andere mensen voor steun.

Zijn levenstocht zal ook duidelijker gestuurd worden met het kompas van de gevoelens, met een groter meevoelen en betrokkenheid op familie en vrienden in het bijzonder en de medemens in het algemeen. Er groeit ook een grotere waardering en dankbaarheid voor het eigen bestaan met een grotere kunst om elke dag te genieten, met grotere openheid voor spirituele waarden. Tenslotte kan de positieve groei ook een heroriëntatie met nieuwe levenskeuzes meebrengen; zich blijven bewust zijn en realiseren wat het beroep zinvol maakt: de vreugde aan de vreugdevolle ontwikkeling

van mensen. Dit leidt tot een groter enthousiasme en krachtiger hoop van de hulpverlener, die ook dankbaar is voor de bijzondere momenten van waarachtigheid en echtheid, die in therapie mogen ervaren worden. De patiënt kan als medemens ervaren worden in al zijn pijn en verdriet, waarbij de hulpverlener het beste van zichzelf kan bieden.
Zowel in theoretisch als in creatief opzicht blijft de hulpverlener ook zoeken naar meer geschikte manieren om hulp te bieden, zodat de hulpverlening een uniek uitdagend en boeiend beroep blijft, dat hij als een echte roeping mag ervaren.

De moderne maatschappij wordt schijnbaar steeds toleranter door een gebrek aan normen en waarden, zodat de verdraagzaamheid in feite onverschilligheid is. In deze ontregelde samenleving wordt de mens steeds agressiever, zelfzuchtiger en veeleisender, waarbij de grenzen van tact, discretie en respect steeds achtelozer worden overschreden, ja vernietigd. Een levenscrisis of burn-out zal uiteindelijk de aanzet moeten worden tot een nieuwe levenswijze naar het motto: *leer van gisteren, droom van morgen en leef vandaag*. In plaats van een vervroegd en ontgoocheld uitstappen uit het beroep zal dan een metamorfose gelukken tot een vernieuwde inzet en tot een enthousiast werken en leven, ook op persoonlijk, familiaal en sociaal vlak.

Hulpverleners laten zich blijkbaar nogal eens misleiden door een aantal mythen.
Er is *de mythe van de beroepsbekwaamheid*: na voltooiing van de opleiding is de hulpverlener *blijvend* vaardig om alle praktijkproblemen, die hij vooral in theorie uit de opleiding kent, effectief op te lossen.
Er is de *mythe van het vrije beroep*, die hulpverleners belooft dat zij autonoom en zelfstandig vorm en voorwaarden van het beroep kunnen kiezen en eventueel aanpassen. In feite is die "zelfstandigheid" vooral eenzaamheid met onbegrip in een maatschappij, die artsen en hulpverleners beschouwt als vetbetaalde luxepaarden in de Augiasstal van de moderne beroepschaos.

Er is de *mythe van de ongestoorde zelfontplooiing in het beroep*, dat alleen maar stimulerend is en automatisch de persoonlijke ontwikkeling creatief bevrucht, steeds opnieuw.
Er is de *mythe van de collegialiteit en solidariteit* tussen hulpverleners, die elkaar alleen maar zullen ondersteunen. Dit is in schril contrast met de concurrentie en overlevingsstrijd, gezien de niet (bij)gestuurde plethora van artsen en hulpverleners.
Er is de *mythe van de goede patiënt*, die altijd eerlijk, coöperatief én dankbaar is.

Freudenberger, die als eerste ook vanuit persoonlijke ervaring het burn-out-syndroom heeft beschreven, vermeldt enkele karaktereigenschappen, die bij de hulpverlener het risico op burn-out vergroten:
- perfectionisme met grenzenloze inzet voor het werk;
- sterke ambitie met grote geldingsdrang;
- niet (er)kennen van eigen grenzen en veel meer doen dan men aankan;
- sterk idealisme en niet neen kunnen zeggen;
- extreem plichtsbewustzijn.

In hun idealisme zijn hulpverleners dikwijls onvoorbereid om te kunnen omgaan met de intense stress, die het werk met zich meebrengt. Naïef menen zij dat de opleiding hen ook een voldoende beschermende barrière heeft verschaft om bestand te zijn tegen de chaos van geweld, die het leven overheerst van hen, die hulp zoeken. Onwetendheid, loochening, angstafweer en een overdreven gevoel van persoonlijke controle beletten hulpverleners de eigen kwetsbaarheid onder ogen te zien, vooraleer ernstige beschadiging is opgetreden in de gezondheid, in het persoonlijke of familiale en sociale leven. Helaas komt de hulpverlening aan de heldhaftige helpers meestal te laat op gang; te weinig wordt preventief gehandeld. Een grotere bewustwording van de gevaren, die op hulpverleners toekomen, zal hen toelaten deze niet langer te loochenen of te minimaliseren. Ook een grotere zelfkennis en in het reine komen met de eigen biografie en haar traumatische aspecten is noodzakelijk.

De hulpverlener, die in moeilijkheden geraakt, is niet abnormaal of gestoord; de setting van de gewelddadigheid, die hem wordt verhaald, is pathologisch. Wie zou er niet overstuur geraken wanneer de fysieke of geestelijke integriteit direct wordt bedreigd, op een acute of chronische wijze?
Circa 10% van de hulpverleners in de gezondheidszorg lijdt aan burn-out (en nog een hoger percentage in het onderwijs). Dysfunctioneren in het beroep en vroegtijdige beroepsstop zijn frekwente verwikkelingen.
Zoals reeds werd vermeld, ontstaan bij secundaire traumatisering klachten van stress en demoralisatie door het steeds maar aanhoren van schokkende verhalen van (seksueel) geweld en de machteloosheid hierbij. Vrouwelijke hulpverleners zijn "gesocialiseerd" om te zorgen voor anderen, hetgeen hen bijzonder kwetsbaar maakt. De behoefte om te helpen wordt vaak niet bevredigd, terwijl het moeilijk blijft afstand te houden van patiënten, verwikkeld in hun lijden. De kijk op het leven bij de hulpverlener verandert: hij gaat zich onveilig voelen en verontwaardigd over het kwaad; hij wordt ook angstig en onzeker en vol wrok.[6]

Recent wetenschappelijk onderzoek bevestigt dat ervaren hulpverleners niet zoveel effectiever zijn dan onervaren hulpverleners en dat minder hoog gekwalificeerde hulpverleners het niet altijd slechter doen dan erkende psychotherapeuten met naam. Niet de methode, wél de persoonlijke kwaliteiten van de hulpverlener en zijn engagement zijn beslissend. Klassieke therapie-opleidingen onderschatten nog steeds deze bevinding. Misschien moet de opleiding tot therapeut ook grondig worden herdacht. Persoonlijke vaardigheden en kwaliteiten als mens staan vooraan, naast de theoretische kennis en de "technische capaciteiten". *De persoonlijke ontwikkeling van de hulpverlener tot een enthousiaste mens is en blijft de hoofdopgave.* Therapie is ontmoetingsarbeid: een ambacht in het menselijke

[6] *Compassiemoeiheid* (Compassion Fatigue, Figley, 1995) is de titel van het boek, dat hulpverleners wil helpen om beter om te gaan met de risico's van secundaire posttraumatische stressstoornissen in samenhang met de hulpverlening aan traumapatiënten.

contact, dat van meester aan leerling(e) persoonlijk wordt doorgegeven in wederzijdse ervaring.

Een enthousiaste mens is een mens, die zich goed voelt met zichzelf en blij met de anderen en met het leven. Als een kind geniet hij van de ontdekkingsvreugden van het groeien. Als goede therapeut geniet hij, zoals reeds werd onderstreept, in vreugde van de vreugdevolle ontwikkeling van patiënten, die over de belemmeringen van hun symptomen of syndromen heen groeien en realistische doelen bereiken voor de creatieve (zelf)ontplooiing in deze wereld. De arbeidsvreugde van de hulpverlener wordt gedragen door de vreugdevolle ervaring van de medemens.

Hulpverleners met een krachtig gevoel van welbevinden stralen meer zelfvertrouwen uit, waardoor patiënten zich persoonlijk meer aangesproken, aangemoedigd en uitgedaagd ervaren. Effectieve therapeuten hebben ook meer zelfkritiek, kunnen beter loslaten en vrijlaten, zijn flexibel en durven de verbeelding aanspreken. Het gaat om de hulpverlener als mens, die zowel verbaal als non-verbaal warm ondersteunt en hartelijk aanwezig kan zijn. Hij kan zich weerhouden van oordeel en zich afstemmen op een andere leefwereld dan de zijne en kan ook een open dialoog hiermee aangaan, zonder de knelpunten uit het oog te verliezen. Hij beschikt over een groot zelfvertrouwen met zelfkritiek en behoudt een enthousiast geloof in de groeikrachten van de patiënt. Hij durft en kan zich persoonlijk uiten: helder en éénduidig, met verdraagzaamheid voor andere gevoelens bij de patiënt.

De hulpverlener, die het groeiproces van de patiënt niet bevordert, gedraagt zich integendeel koel en afstandelijk, heeft moeite met emotionele expressie, is dogmatisch en sterk controlerend, vaak vooringenomen en betuttelend, soms zelfs beschuldigend, aanvallend en verwerpend.

De nieuwe hulpverlener werkt integratief: zowel de lichamelijk biologische, de psychologische als sociale gegevenheden van de patiënt worden als een totaliteit aanvaard. Die hulpverlener is breed georiënteerd en schooloverstijgend in therapeutisch denken en handelen. Die hulpverlener is ook een efficiënte communicator: hij volgt in overleg met de patiënt de subdoelen van de therapeutische weg op een creatieve wijze. De goede hulp-

verlener houdt ook zijn privé en professioneel leven in evenwicht, waarbij hij als hulpverlener hulpbronnen uit beide gebieden wijs kan inzetten in de therapie. In de therapie met de patiënt houdt de hulpverlener ook voeling met de wisselwerking tussen patiënt en zijn omgeving en speelt daarop in op een realistische wijze.
De hulpverlener is in staat om een goede werkrelatie met de patiënt aan te gaan, op te bouwen, in stand te houden en die actieve wisselwerking te beëindigen op een fundamenteel medemenselijk gelijkwaardig niveau. De hulpverlener besteedt ook blijvend enthousiaste zorg én tijd om de eigen competenties te ontwikkelen, *waarbij de ontwikkeling van de intuïtie centraal staat.* Goede hulpverleners hebben net als andere mensen mooie en traumatische ervaringen meegemaakt. Ze gelukken erin negatieve ervaringen te transformeren in enthousiaste levenswijsheid. Supervisie, intervisie en zelfervaring leiden tot wijsheid in het ambacht, dat therapie is en blijft. *Ervaren is het andere leren*: het levende leren dat de theorie overstijgt. Ervaren is door ondervinding wijs en bekwaam worden en blijven, in levende omgang met anderen. En, zoals reeds werd betoogd: als ambacht wordt het van mens tot mens doorgegeven. Be*handelen* gaat dus van hand tot hand; zo wordt behandeling geleerd: "uit eerste hand".

De moderne hulpverlening: moeilijk evenwicht tussen technische perfectie en menselijke ontmoeting

Elke dag blijven wij dankbaar voor de vooruitgang van de wetenschap en haar toepassingen, zodanig dat de kwaliteit van de gezondheidszorg blijft toenemen.
De moderne hulpverlening, die zoveel te bieden heeft dankzij een prachtige technologische vooruitgang, mag echter niet verworden tot een poging, de zoveelste in onze productie- en consumptiemaatschappij, om het menselijk begeren en verlangen te programmeren, met de illusie dat menselijk geluk maakbaar is, ja koopwaar is.

In welke mate worden b.v. gentechnologen, die, met goede humanitaire bedoelingen bezield, zelfs meer willen dan de mensheid bevrijden van erfelijke aandoeningen, manipulatoren van de toekomst? Wij citeerden reeds Popper, die gezegd heeft: "wie het paradijs op aarde wil, schept de hel".

Behandelen mag niet verworden tot manipulatie door machtige technici, die hoogmoedig elk lijden willen weg-maken, elk tekort opruimen, ja de dood uitschakelen.

De biotechnologie doorloopt actueel een prachtige ontwikkeling met sprongen van vooruitgang. Elke dag brengt de moleculaire biologie door onverdroten onderzoek nieuwe bouwstenen van inzicht in het wonder van het menselijke leven. Deze moleculaire biologen mogen geen bijziende speurders worden, die alleen geïnteresseerd de zandkorrels onderzoeken van de stenen, waaruit de kathedraal van het Leven is gebouwd. Er is nood aan synthese, aldus collega Jan Eggermont: een synthese, die meer inzicht brengt in het wonder van het menselijke bewustzijn en de menselijke persoon.

Het oog van artsen en patiënten mag dus niet vertroebeld worden door de betovering van technisch kennen en kunnen. Het mag niet verblind worden door de verchroomde schittering van een technische apparatengeneeskunde, behept met vele specialismen en juist daardoor met een letterlijk verstrooide aandacht voor de patiënt als gehele mens.

Het mag niet meer gebeuren dat een ambitieuze arts op de vraag naar meer contact, uitleg en steun van een patiënt met kanker in zijn terminale levensfase, antwoordt dat bezoek aan het ziekbed overbodig is, vermits hij de ziekte in haar verloop perfect kan volgen op het computerscherm.

Behandeling als handreiking

Ook de technisch meest moderne behandeling is en zal handreiking blijven: handreiking aan de lijdende mens.

Het menselijke leven is immers een levenslang proces van handreiking: uit de handen van de arts of de vroedvrouw bij de geboorte, in de handen van de moeder, van de vader, van de familie, van de opvoeders, tot in elkaars handen van de geliefden, die richten en reiken ten afscheid, tot aan de dood.

Ook de moderne behandeling is een handreiking tot menswording en persoonswording, levenslang.

De hulpverlening als geneeskunst is óók handreiking tot mens- en persoonswording en reikt veruit boven het bedrijvig zijn van gezondheidstechnici of psychotechniekers. Geneeskunst als handreiking reikt verder en dieper. Zij onderzoekt met tactvolle, gevoelige aandacht het lijden, dat achter en in symptomen schuilgaat. Ze wil aan hen, die lijden, hulp aanreiken tot werkelijke heling: tot hun heil.

Ziekte is en blijft een beproeving, een blinde slag van het noodlot, maar wordt tegelijkertijd ook een kans tot zelfvinding, tot mens- en persoonswording, tot zelfverwerkelijking, tot zinvinding en zingeving.

Therapeut en patiënt kunnen maar heilzaam samenwerken in een gemeenschappelijke heil-activiteit, waar beiden beschut en behoed worden in een samenhorigheid, die de grenzen van hun individuele en persoonlijke beperktheden ver overtreft. Het gaat om een transpersonale samenhorigheid. Als gezant van de maatschappij heeft elke therapeut de verantwoordelijkheid om de patiënt, die door zijn lijden steeds in isolatie geraakt, terug tot zichzelf en tot de gemeenschap te voeren, in harmonie met het leven.

Efficiënte therapie is meer dan een reparatuur-geneeskunde met bioprothesen; zij is geen "ongedaan maken" of eenvoudig opruimen van het geschondene.
De echte hulpverlener is trouwe metgezel van de lijdende mens. De hulpverlener kan slechts een goede begeleider en strijdgenoot zijn, als hij zich

het vermogen tot lijden heeft eigen gemaakt. Hij weet ook: zoals elke periode in de geschiedenis van de mensheid zijn wetenschappers en kunstenaars heeft, die het verdient én dient, zo heeft elke periode in de geschiedenis ook haar beproevingen en ziekten, die slechts in een welbepaalde constellatie van menselijke factoren en fouten uitbreken.
In de goede therapie gaat het om de ontmoeting.
Therapie is cultuur van de stilte en van de relatie, die zich ontplooit in wederkerige dialoog. In onze luidruchtige en haastige maatschappij, voortgedreven door prestatie en prestige, door succes en sensatie, wordt een echte ontmoeting, van aangezicht tot aangezicht, in de stilte van het luisteren, een zeldzaam geschenk. Zo blijft therapie een unieke ervaring, zowel voor de patiënt als voor de hulpverlener. Het blijft een zeldzaam geschenk op de levensweg van beiden, standvastig trouw aan de levensdroom, zowel van patiënt als van hulpverlener.
De mens door lijden getroffen zoekt immers altijd een medemens, die met hem wil strijden voor de bevrijding uit dit lijden, met niet aflatende inzet en standvastige trouw.
In De Kleine Prins laat A. de Saint-Exupéry (1943) de vos tot de kleine prins zeggen: Ziehier mijn geheim; het is heel eenvoudig: alleen met het hart kun je goed zien; het wezenlijke is onzichtbaar voor de ogen ("On ne voit bien qu'avec le cœur, l'essentiel est invisible pour les yeux"). Dit hart is niet het pompende orgaan, dat de bloedsomloop in beweging houdt. Dit hart is het gevoelsorgaan in en van het midden, die lijfelijke plaats waar de echte ontmoeting tussen "ik en gij", tussen patiënt en hulpverlener gebeurt en plaatsvindt: ruimte vindt. En het is dit hart, dat de strikt persoonlijke nood van de patiënt aanvoelend (h)erkent, niét het verstand. En vanuit dit hart komt ook het antwoord, op de eigen maat van deze unieke patiënt. Elke therapie, wat de organische aandoening statistisch ook mag zijn, blijft dus steeds individueel en uniek. Zij kan nooit herhaald worden, noch overgedaan of gereproduceerd of geobjectiveerd in anonieme statistieken. Wel kan zij door beschrijving transparant worden gemaakt.
Een behandeling is zinvol, zolang de volheid van de hand wordt gevoed uit de volheid van het hart. Zolang hoofd, hart en hand van de hulpverle-

ner een eenheid vormen en zolang de hulpverlener de dialoog vanuit zijn midden naar het midden van de patiënt laat stromen in wederkerigheid, zolang heeft de behandeling de juiste bedding. Dit midden, dit medium, is dus de sleutelpositie zowel in de medische bedrijvigheid als in de meditatie. (cfr. midden = medium: grondwoord en grondbeginsel in medi-care (geneeskunde) en medi-tare (bezinnen). Deze bedding valt weg, wanneer het gevoel, het voelende hart van de hulpverlening als centraal orgaan ontbreekt. Bij therapeutische manipulatie is het gevoel principieel en de facto uitgeschakeld.

In de moderne hulpverlening wordt het gevoel van de therapeut nog te dikwijls principieel en systematisch uitgeschakeld – met als gevolg een gespletenheid, een schizoïde toestand: een kortsluiting tussen hoofd en hand. Die kortsluiting mechaniseert het therapeutische gebeuren.

De autoritaire arts uit een patriarchaal verleden moet niet terug opduiken, verleidelijk vermomd in de blanke gestalte van de moderne spitstechnoloog.
Want er is ook het besef, pijnlijk scherp, dat menselijke gezondheid en harmonie niet alleen met klinische (lap)middelen en prothesen kunnen worden hersteld of gewaarborgd, hoe rationeel het "care management" ook georganiseerd is.
De patiënt is niet een cliënt, die men strikt, terwijl hij een "stuk hulpwaar" koopt.
De moderne maatschappij heeft niet alleen nood aan gezondheidstechniekers, maar ook aan mensen, blije mensen met visie, die zich ook durven en blijven bezinnen. Er wordt te veel gerekend; er wordt te weinig gedacht. En wanneer het denken verdwijnt, verdwijnt ook het danken, onder de verdrukking van de jaloerse wedijver.

Is het vermetel om in deze "herfsttijd der modernste tijden" op te wekken voor een lenteachtige reis, die een cultuurtocht zal zijn naar inspirerende waarden: tegen de destructieve ontzieling, voor creatieve bezieling?

Levensgeluk wordt niet geconditioneerd door de almacht van de techniek, noch door de tirannie van de effectiviteit. Techniek, blind in haar vooruitgang en effectiviteit, louter berekenend, brengen verval van waarden: vervreemding en ontworteling van een in zichzelf verscheurde mens, die bovendien moet (over)leven in een verdeeld mensdom, in permanente staat van oorlog.

Hoe onmisbaar ook, een louter mathematisch evenwichtige verdeling van materiële goederen tussen de volkeren zal geen vredevolle harmonie op de aarde kunnen handhaven.
Het levensgeluk van de mens wordt niet geconditioneerd door de tirannie van de effectiviteit, het ontplooit zich in het teken van de affectiviteit.
Elk lijden, zij het lichamelijk, zij het psychisch, isoleert de mens.

De therapeut, als vertegenwoordiger van medemenselijkheid, is ook beladen met de opdracht om de gekwetste mens uit zijn isolatie te laten terugkeren in een goede omgang met zichzelf en met de medemens, zo werd hier reeds onderstreept.
De therapeut bemiddelt, hij brengt verzoening. Pas wanneer hij de gekwetste mens in verdraagzaamheid optilt in zijn anders-zijn, hem of haar dus als mens ten volle erkent, wordt zijn eenzaamheid doorbroken.

In de therapeutische dialoog worden zowel patiënt als therapeut aangesproken in wederkerigheid, zowel patiënt als therapeut is en blijft een mens. Beiden zijn hulpbehoeftigen, die moeten leren leven, telkens opnieuw, met beproeving, met menselijk gemis en tekort.

De grondeigenschap van het leven, zich in stand houden en te vernieuwen, belichaamt zich medemenselijk in de gestalte van de therapeut, die ook in een technocratische maatschappij nog altijd mythische aspecten heeft. De hulpverlener is tegelijkertijd een mens met beperkte gaven en ook vertegenwoordiger van het goddelijke Leven.

De hulpverlener brengt niet alleen een stuk technische gezondheid, b.v. onder vorm van een bioprothese. De hulpverlener blijft als therapeut bijstand verlenen, als standvastige heilbrenger, ook wanneer hij in hopeloze situaties precies geen voet meer heeft om op te staan. Elke hulpverlener incarneert, op een beperkte en concreet individueel unieke wijze, een hoopgevende medemens, die symbool blijft van verbondenheid en van reïntegratie van zowel de persoonlijk-individuele als de collectieve heelheid.

Wanneer hulpverlener en patiënt elkaar in de therapie ontmoeten, van aangezicht tot aangezicht, weten zij zich niet alleen aangesproken door de ander, maar ook door de Ander, door het goddelijke Leven. En juist door deze goddelijke derde wordt de Ander ook een menselijke ander: een evennaaste, die kan en mag leven, bezield door de Geest: geestdriftig.

Niet alleen technisch kennen en kunnen zijn efficiënt werkzaam in de behandeling, ook wie de hulpverlener is als menselijk persoon werkt in, werkt mee, werkt door.

Therapie is niet alleen het doen verdwijnen van de symptomen, nog het herwinnen van de arbeidsbekwaamheid of de vaardigheid om te genieten. Het gaat ook, zij het dikwijls onuitgesproken en versluierd, om de grote levensvragen, die de eenzame mens in deze moderne samenleving bezighouden, en dit alleszins wanneer hij overvallen wordt door lijden, beproeving of tegenslag.
Een louter wetenschappelijke benadering volstaat niet: met wetenschap alleen komt de moderne hulpverlener er niet. Wijsheid, levenswijsheid wordt verlangd.

Houvast, oriëntering en inspiratie voor zulke wijsheid kan de hulpverlener vinden in een waarachtig humanisme, zoals b.v. het christelijke humanisme dit biedt.

Het gaat, zowel bij de patiënt als bij de hulpverlener om de ervaring van de collectieve mensenliefde, zoals deze zich juist concretiseert in de ontmoeting met de mens in nood.

Het gaat om het appèl, het ethische appèl, dat oplicht in het gelaat van de lijdende evennaaste. In zulk therapeutisch werkgebied werkt de geneeskunde dus naar haar grondbeginsel: de liefde, de collectieve mensenliefde, die in christelijk perspectief agapè genoemd wordt.
Niet alleen de wetenschappelijke kennis en technische vaardigheid, maar ook de existentiële communicatie tussen hulpverlener en patiënt bepalen het goede verloop van de therapie. Zij zoeken en bepalen samen de weg van het therapeutische proces als een weg naar heil. Die weg zoeken en gaan is het echte doel, niet alleen de eliminatie van symptomen.

De moderne hulpverlener symboliseert niet alleen de genezing. In de sterkste zin van het woord voegt de moderne therapeut in dat symboliseren weer samen, wat verbrokkeld of geschonden was. Hij verbindt, verzoent en verenigt de patiënt weer met zichzelf, met de medemens en met de transcendente wereld.

Ook de moderne therapie heeft dus nog steeds sacrale wortels. In de bescheidenheid en eenvoud van haar verbindende werkzaamheid is zij oorspronkelijk en daadwerkelijk religie (religare = verbinden).
Doel van een heilzame therapie is het (weer) tot bloei laten komen, ondanks lichamelijke handicap of psychisch letsel, van een nieuw, blij levensgevoel, van een nieuwe verbondenheid zowel met de nabije evennaaste als met de verre, vreemde medemens. Een nieuwe verbondenheid met de transcendente wereld, waarin, aldus Max Wildiers, de muziek de sferen uit de kosmos doorklinkt in de ruisende harmonie van het Zijn.

En voor alle duidelijkheid: wat de therapeut uitstraalt is geen beaat levensoptimisme van een levensvreemde dromer, van een bevlogen denker of van een weldoorvoed luxe paard, dat in elitaire welstand leeft, met oogkleppen voor het wrede lijden van de mens of van de mensheid. Wat hij kan uitstralen is de levensvreugde, die zich voedt aan de naastenliefde. Een liefde, die de enge grens van een kortzichtige eigenliefde ver overtreft, evenals de exclusieve begrenzingen van een erotische partnerliefde. Het is een liefde, door het lijden beproefd, en die daarom ook een transcendente oorsprong en richting heeft en geeft.

De autoriteit van de goede hulpverlener is een innerlijke autoriteit: zij wordt gedragen door een bovenpersoonlijke, transcendente instantie, waarin ook de hulpverlening als roeping haar oorsprong vindt. Het gaat dus om een schittering van een heel andere aard dan de schittering van de techniek. Het gaat om de schittering, die Graf Dürckheim zo trefzeker het geheim van het *Numinosum* heeft genoemd.

Uit die autoriteit ontspringt ook "het zachte geweld der tederheid", die met tact en tactiek de radeloze patiënt als verdwaalde op zijn levenstocht bijstand en houvast biedt, standvastig tegen alle wanhoop in, zodat hij zich geheeld in het leven kan terugvinden.

De heelheid van de genezing wordt niet bereikt vanuit een drang naar perfectie. Integendeel, die heelheid kan zich juist verwezenlijken in het aanvaarden van gebrek of onherstelbare beschadiging van de gezondheid, waardoor die mens juist kan uitgroeien tot een meer harmonische mens. In de ontmoeting met de patiënt wordt de hulpverlener "gestuurd" door het goede verstand, dat wetenschappelijke kennis en kunde blijft vergaren, en door het hart, dat onstuimig en bedachtzaam klopt uit mensenliefde en in levenswijsheid.

Therapie is een wederkerig appèl. De patiënt richt zich tot de hulpverlener met een appèl om hulp, om hem standvastig bij te staan. De hulpverlener richt een appèl tot de patiënt om, vanuit de beproeving toch een nieuw leven en nieuwe toekomst te wagen en te verwezenlijken.

De bevrijding uit de beproeving van ziekte of van kwaad, dat werd aangedaan, is maar mogelijk wanneer de beschadigde mens in zijn erbarmelijke toestand zich in vertrouwen kan wenden tot een medemens, die hem bijstand verleent, niet alleen met mededogen, maar ook met een tolerantie, die hem de genade van de sereniteit aanreikt.

De goede hulpverlener bezit niet alleen een wetenschappelijke en technisch deskundige kennis over ziekten; hij kent ook het lijden uit zijn persoonlijk leven. Hij is dus niet die oppermachtige allesweter, die leeft en werkt met een pantser van onkwetsbaarheid en ongenaakbaarheid. Hij is, wordt en blijft geraakt, kwetsbaar geraakt, in confrontatie met het lijden van de patiënt, en met de beproevingen in zijn persoonlijk leven. Behandelen is begeleiden in het lijden, standvastig bijstand verlenen in de diepten van de lijdensweg, die elke levensweg, met zijn toppen van geluk, ook zal zijn.

Pas vanuit de beproeving in het lijden, dat persoonlijk wordt opgenomen, meegedragen en verwerkt, komt de creatieve ontplooiing van de ontvangen talenten, ook al zijn die jarenlang miskend of verwaarloosd gebleven.
Want schuilt niet in elke mens een kunstenaarsziel, als een niet gewekte droom? Het is de verborgen belofte van een kunstenaarsziel, ondanks de verdorring en vervreemding: de niet gewekte droom van een Kind-kunstenaar: een kind, dat in de kindertijd weerloos werd mishandeld of verwaarloosd of die als volwassene in het werk- en leefmilieu gewelddadig werd uitgebuit, of door de tegenslag van ziekte uit het veld geslagen.

En is het niet juist de opdracht van elke moderne mens, hoe jong of oud ook, kunstenaar te worden: een kunstenaar van het Leven en een kunstenaar in het samenleven? In die opdracht kan de moderne mens alleen dan slagen, als hij leeft en samenleeft in en door een bezielde lichamelijkheid: thuis in eigen lijf bij elkaar, thuis in het liefelijke lijf, dat ten dans nodigt.

De modernste therapie is niet alleen technische eliminatie van symptomen. Er bestaan geen prothesen voor levenslust en intimiteit.

Een levenskrachtige therapie wekt de creatieve ontplooiing van de mens. De gezondheid van de mens wordt ook gevoed en gedragen door de kunstervaring in al haar scheppende regionen (muziek en taalkunst, beeldhouwkunst en schilderkunst,...). Het gaat om de scheppende kracht van kunst en cultuur, gevoed en gedragen door een creatieve verbeelding, geïnspireerd door de spirituele waarden.
En juist door een verfijnde zintuiglijkheid als esthetische cultuur, ontwikkelt zich ook het ethische gevoel met een herboren fijngevoeligheid voor normen en waarden: van esthetiek naar ethiek.

Op de drempel van een nieuwe eeuw, bij het ochtendgloren van een nieuw millennium, wordt het lichtend duidelijk: de nieuwe therapeut is geen profijt, wel profeet van levensvreugde en tederheid in verdraagzaamheid, solidariteit en mededogen, en dit te midden van een gewelddadige menshei d.

De mens – en de mensheid – leeft immers een levensloop met lotgevallen, ook bestuurd door het gevoel, dat onbecijferbaar blijft.

Uit de bio-sociologie kennen wij de zorg van de dieren voor hun jongen, die ze voeden en strijdlustig beschermen. Met het dier heeft de mens die natuurlijke inzet gemeen voor het kind, dat gevoed moet worden en opgroeien tot volwassene.

De mens onderscheidt zich van de andere dieren door zijn zorg en inzet voor de bejaarden, voor de gehandicapten en voor de weerloze mens, ook de weerloze mens in wording. De cultuur en het beschavingspeil van een maatschappij kunnen worden gemeten aan de plaats die zulke economisch niet renderende zorgverlening inneemt. Die zorg staat ook tegenover het oorlogvoeren.

Welke zorg wordt er besteed aan ouderen en gehandicapten? Welke plaats bekleden ouderen in dit Europa van morgen?
De vergrijzing in veel Europese landen zal niet alleen een budgettaire uitdaging zijn voor het Europa van morgen. Ook het beschavingspeil, dat Europa morgen bereikt of verliest, zal hierop afstralen.

Onze maatschappij mag zich wel scherp bewust blijven: helden bestaan – en vallen! – niet alleen op het slagveld. Ook de superstars van de showbusiness of de goden van het sportstadium zijn niet de grootste helden. *De echte helden zijn onzichtbaar*. Het zijn b.v. de opvoeders en begeleiders van gehandicapten, die zich edelmoedig blijven toewijden zonder het "succes van de wereld" en met slechts geringe (financiële) erkenning, zo typerend voor de zachte sector van de contactberoepen.

Zolang er mensen en kinderen zijn, blijven er tekenen van hoop, niet alleen letsels en littekens van misverstand en uitbuiting.
En er zijn tekenen van hoop!

Krachtige tekens van hoop

Bij het begin van een nieuwe eeuw zijn er vele intellectuelen, meestal van rijpere leeftijd, vanuit een onvrede met de eenzijdigheid van hun opleiding en hun beroep, soms zelfs door een persoonlijke levenscrisis "moegestreden", op zoek naar een meer harmonisch beroepsprofiel en naar een meer geïntegreerd leven. Na zoveel (jaren) opleiding en arbeid, steeds meer verfijnd en gespecialiseerd, zoeken zij vorming voor hun levensloop met meer diepgang. Zij willen persoonlijke, evenwichtige en medemenselijke betrokkenheid als integrale vorming en als arbeidservaring. Zij willen tegenstellingen overstijgen, naar Nicolaus von Cues: *coïncidentia oppositorum*: de wereld der getallen in harmonie brengen met de wereld der letters; wetenschap en cultuur verenigen binnen een krachtenveld van humaniteit, met een kern van spiritualiteit. En een hoopvol teken geven ook steeds meer jongeren, die zich resoluut afkeren van de technocratische samenleving en van een maatschappij des overvloeds met haar valse beloften en valstrikken. Met de puurheid van enthousiaste asceten kiezen zij voor nieuwe levenswaarden, met daadwerkelijke bekommernis voor de arme of benadeelde en geschonden medemens, met gevoelige aandacht voor het behoud van een gezonde wereld, niet (meer) vervuild, en met eerbied voor de bodemschatten der aarde.

Toegegeven, het gaat om eerder kleine aantallen, alleszins klein in vergelijking met het aantal van de naamloze massa. Maar wij weten: alle grote ontdekkingen of cultuurscheppingen, ten bate van de mensheid, zijn steeds geboren uit de dromen van enkelen. De massa bracht alleen maar geweld en vernietiging: naamloos geweld.

Dromen van jonge mensen hebben een grote invloed op de loop van de geschiedenis. En jonge mensen zijn mensen jong van hart, jong van geest, ongeacht hun chronologische leeftijd. Zij leven enthousiast bezield en geestdriftig. Zij beleven metterdaad wat Hermann Hesse uit evaring wist: "met rijper worden, wordt men steeds jonger" ("Mit der Reife wird man immer jünger").

De geschiedenis, ook de vrij recente, leert ons dat grote wetenschappers, zowel in de menswetenschappen als in de natuurwetenschappen, juist in hun wetenschappelijke ontdekking creatief bevrucht werden door directe ervaring van het artistieke of van het spirituele, zowel in de creatieve ervaring van b.v. de muziek als in de meditatie.

De toekomst is aan de dromers.

Ook op de drempel van een nieuw millennium is en blijft er een open toekomst voor hen, die durven dromen, ondanks en over alle agressie en depressie heen. Het gaat om die mensen, die het stoutmoedig aandurven om hun levensdromen te verwerkelijken: waar te maken in een weerbarstige wereld. Zulke levenskrachtige dromen zijn gestalten van de Geest, die het leven bezielt tot in zijn diepste werkelijkheid.

Want wat is echte werkelijkheid tussen mensen anders als lichaam geworden dromen? Zoals een kind de bevallige gestalte is van zijn ouders, die het hebben durven dromen. Deze droombeweging als de beweging van het leven, is diametraal tegengesteld aan de vlucht uit het echte leven, zoals in de wazige illusies van een moderne samenleving, die steeds meer hollywoodiseert. Het gaat hier niet om een op de *vlucht slaan* uit het harde leven, het gaat om zijn *vlucht nemen*, ondanks en doorheen de chaos van het moderne bestaan, als dé fuga-beweging van een onverwoestbare Geestdrift.

In een nabije toekomst zal er steeds meer vrije tijd zijn, hetzij vrij gekozen, hetzij opgelegd in een tijdperk van toenemende werkloosheid. Ook daar kunnen cultuur en creativiteit een antwoord bieden, zelfs met een speelse recreativiteit, die spirituele wortels heeft. Het zijn nieuwe gestalten van de goddelijke Geest van het Leven. Nieuwe levensimpulsen zullen moeten uitgaan van bezielde en bezielende centra van creativiteit. Een kleinschalige creativiteit, als desem in de samenleving, zal de creativiteit bij vele zoekende mensen kunnen stimuleren. Deze creativiteit, aanstekelijk voor velen, zal ook, trouw aan de traditie, vernieuwing in continuïteit brengen: continue vernieuwing als een nieuwe beweging op die lange weg van de beschaving van de mensheid.

De mens van de éénentwintigste eeuw zal een mystieker zijn of hij zal niet meer zijn, aldus de benediktijner Zen-monnik uit Würzburg, Willigis Jäger. Cultuur en spiritualiteit zullen de thuis zijn voor deze nieuwe mens van morgen, een thuis veraf van sensatie en succes, veraf van prestige en productiviteit. Want scheppingen van de cultuur voltrekken zich in de verborgenheid. Bij cultuur gaat het wezenlijk om verborgen krachten, om een verborgen leven, aldus mijn goede grote vriend Max Wildiers, onze grootse cultuurfilosoof.

Wellicht blijft de verwachting van de flower-power beweging geen ijdele hoop: "*op een dag zal tederheid de wereld voor zich winnen*" (one day tenderness will move the world). Het is een genade te mogen leven met die droom, te mogen bijdragen om die Droom van het Leven werkelijkheid te laten worden, hoe beperkt en bescheiden ook.

De geschiedenis blijft ons bevestigen dat geweld niet effectief wordt uitgeroeid met geweld: dan draait de spiraal van geweld alleen maar verder door, zo werd reeds onderstreept.
Ons geweldloos blijvend verzet begint allereerst met een enthousiaste inzet voor de mens van morgen, gedragen door inspirerende waarden om het Leven zelfbewuster en gezonder in handen te nemen.
We leven niet in een verzorgingsstaat, veilig en wellustig luierend aan de uier van de staatskoe. De staatskoeien in Europa vertonen trouwens steeds meer onmiskenbare tekens van een gekke koeienziekte.
De samenleving gezonder maken lijkt ingewikkeld, voor sommigen zelfs onmogelijk. Dit is niet zo! We kunnen de hindernissen binnen handbereik direct aanvatten, nl. bij onszelf.
Wanneer we zelf gezonder gaan leven, zal – dankzij een desemfunctie – ook de samenleving gezonder worden, ja terug menselijker worden. Want haat is verdwaalde liefde (Thomas Merton); en gewelddadigheid is gemiste tederheid, die in destructie ten onder gaat.
Een mens wordt alleen mens in omgang met anderen.
Er is geen zelfkennis, geen zelfontplooiing zonder de ander. Een mens kan alleen gezond en gelukkig leven met en dankzij de evennaaste.
"Wij verloren het gevoel dat de mens kunstenaar is van zichzelf en van de schepping. In welke scholen wordt die kunst nog aangeleerd?"
Het antwoord is: die kunst wordt geleerd in de leerschool van het leven: in de levende ervaring. Dit is een levensgrote en levenslange opdracht: voor elke moderne mens van vitaal belang! Het gaat immers om het geluk van de mens, dat hij alleen dankzij weerbaarheid en liefde kan vinden.

> "Het blijft altijd moeilijk het juiste midden te vinden: het hart te harden voor het leven, en het zacht te houden voor het beminnen" (J. Gotthelf).

Ontmoeting en verbondenheid: leefruimten voor geluk en gezondheid

Reeds aan het eind van de jaren zeventig heeft Veenhoven – ver buiten het Nederlandse taalgebied bekend voor zijn wetenschappelijk onderzoek van factoren, die het menselijk geluk bepalen – een sterke samenhang vastgesteld tussen huwelijks- of relatietevredenheid en levensgeluk (als tevredenheid met het leven als geheel). Deze samenhang is in Nederland trouwens sedert de Tweede Wereldoorlog steeds sterker geworden. Ruim dertig jaar vroeger (1948) was de tevredenheid met het beroep de sterkste voorspeller van geluk. Sedert de jaren zestig heeft het huwelijk de plaats van het beroep overgenomen en deze trend heeft zich doorgezet, zowel in Europa als in de Verenigde Staten. Alle kritiek ten spijt is en blijft het huwelijk als duurzame relatie zeer populair en hooggewaardeerd, zowel in Europa als in Amerika, waar een 'happy family life' als het belangrijkste persoonlijke levensdoel wordt beschouwd.[7]

Een duurzame relatie speelt een beslissende rol voor het persoonlijke levensgeluk, maar is niet geheel zonder risico's. Met grote trefzekerheid en gevoeligheid heeft Cornelis Verhoeven geschreven:

> 'De grootste troost is de ander. Hij is ook de bron van het grootste verdriet en de grootste angst ....
>
> "Alles in de andere sekse wekt de verwachting van een strelende aanraking, waarvan de werking reikt tot in de diepste droesems van het oerverdriet. Er is misschien ter wereld geen andere en meer reële troost dan deze streling."

Ook Ton Lemaire heeft met uiterste gevoeligheid de transformatie, ja de metamorfose beschreven, die de mens meemaakt in en door de liefdeservaring:

---

[7] Zie uitvoering in: P. Nijs: *(Om)Wegen naar geluk.* Erotiek en spritualiteit: dubbelspoornaar geluk? Tielt, Lannoo. 1999 (2), 189-217.

"De verschijnselen die bij verliefdheid optreden, kunnen vergeleken worden met die, welke zich voordoen bij religieuze bekeringen. De verliefde voelt zich in "staat van genade", zoals ook de mysticus in bevoorrechte momenten ervaart. Verliefd worden is een ontluiken (épanouissement) van de wereld, bemiddeld door de ander. De wereld verschijnt de verliefden anders dan voorheen: voller, vervulder, harmonischer, liefelijker, "gelukzaliger"...

De gestemdheid van de verliefdheid is de vervoering; die van de liefde zelf het geluk. Binnen de liefde beleven de partners de wereld als nieuw, vernieuwd en oneindig waardevol... De wereld van de liefde heeft – evenals de liefde zelf – iets volstrekts en absoluuts. Zij kan zichzelf niet anders ervaren dan als eeuwig en volstrekt, maar zij bevindt zich in een wereld, die haar omringt met haar middelmatigheid, haar berekeningen, haar zorgelijkheid. De liefde schijnt de uiteindelijke verlossing te bieden van die wereld, waarin alles behept lijkt met het merk van de onvolmaaktheid, het compromis, de banaliteit; zij belooft uiteindelijke troost te zijn, die het bestaan niet alleen draaglijk maakt, maar zelfs geestdriftig doet aanvaarden. *Zij is de lyriek in het proza van het dagelijks leven.*"

Een harmonisch relatie-leven, zo toont steeds meer onderzoek, is de basis van een leven met levenskwaliteit en houdt de mens bovendien het langst gezond.
En voor alle duidelijkheid: vooral mannen kwijnen weg, zowel lichamelijk als psychisch, als zij een goede relatie langdurig moeten missen, met een inkrimpen van hun levensverwachting. Zij zullen voortijdig sterven.
Nochtans, voor velen lijkt liefde veeleer op een onbereikbare liefdesutopie, op zinsbegoochelende woorden van bevlogen denkers en dichters. Het hooglied van de liefde wordt door niet weinigen met hoogtevrees ervaren. Gekneusd door zovele vormen van liefdeloosheid, durven velen een hoge liefdesvlucht niet meer aan, beducht voor een Icarus-val.
Maar, hoe kwetsend en beschadigend het levenslot ook is of geweest is, een bevredigend relatieleven blijft altijd mogelijk, als een mens, ondanks alles,

het tóch waagt en zich bewust wil wijden aan het relatieleven, met enthousiasme, en vooral, met overgave.
Deze overgave moet wel het gewone, alledaagse leven gestalte geven in zijn geheel. D.w.z. deze overgave verwerkelijkt zich in en door gewoonten, die als een levensstijl – "Life Styles" – het leven in zijn geheel doordringen en vorm geven.
Als leefpatronen zijn het gezondheidsstrategieën op de levensweg, die altijd ook een (om)weg is naar het geluk. Zij laten een mens de gezonde levenslust ervaren en de samenhorigheid genieten.

Acht relatierecepten: acht zaligheden

De volgende tips bestaan dus uit eenvoudige en dagelijkse 'recepten', die een duurzame relatie in liefde of vriendschap levendig houden. Zij zijn van een dagelijkse vastheid en eenvoud en helemaal niet ingewikkeld of ondoenlijk moeilijk, integendeel! Zij vormen dagelijkse wegwijzers voor en door iedereen, die op weg wil en is naar waarachtige en duurzame verbondenheid. Een basiseigenschap ervan is juist de vaste regelmaat, waarmee ze beoefend kunnen én moeten worden.
Deze recepten zijn niet alleen voor mensen met een vaste partnerrelatie. Deze recepten laten zich wel het eenvoudigst beschrijven in het kader van de relatie tussen twee partners. Zij gelden echter voor elke mens, die, als mens, maar *leeft* als medemens met en voor anderen. Ook personen, die niet of niet meer in een vaste relatie leven, zullen zich dus extra aan deze gezondheidsstrategieën wijden, vermits zij de mens in het weefsel van de verbondenheid levendig nestelen. En vriendschap brengt vreugde, vrede, vrijheid.

"A friend is someone who leaves you with all your freedom intact"

Welke houvast vriendschap biedt, blijkt uit volgende citaat:

"In het midzomernachtduister, waarin ik nu voorzichtig naar een uitweg tast, oriënteer ik me aan de glimworpjes van vriendschap en liefde. Langs ravijnen van depressie, afschuw en haat loop ik hun dansende knipperlichtjes achterna. Hen heb ik voor een groot deel te danken dat ik niet voorgoed naar de afgrond uitgegleden ben" zo schrijft Jelica Novakovic scherpzinnig in haar dagboek uit Belgrado: *Gelukkig is wie bij tijd waanzinnig wordt* (1999).

Een mens kan immers veel tegenslag, ja bijna alles dragen, als hij er maar niet moederziel alleen in 't leven voorstaat. En vooral; vergeten wij niet: ook een alleenstaande is niet zo alleen, zoals het uiterlijk soms lijkt. Elke relatie heeft reële en imaginaire aspecten. Iemand, die uiterlijk alleen is, kan en is innerlijk in contact met anderen, over grenzen van ruimte en tijd heen, langs de verbeelding en de herinneringen. Ook langs beelden en boeken bv. kan hij intens in dialoog zijn met kunstenaars en denkers.

Over welke leefregels gaat het? Ik noem er acht: als acht zaligheden van eenvoud, die de weg naar samenhorigheid verlichten. Zij staan ook tegenover de acht doodzonden van de geciviliseerde mensheid, door Konrad Lorenz reeds in 1973 vermanend beschreven.[8]

Samen eten en drinken.

Bijna elke erotische relatie begint – hetzij schuchter-onzeker, hetzij enthousiast-zelfverzekerd – met een uitnodiging voor een etentje uit of voor een drink. Een tafel, een terrasje is blijkbaar een veilig terrein om een kennismaking te starten...

Samen tafelen blijkt voor bijna elk paar in de prille kennismakingsperiode een uitgelezen activiteit om elkaar te (durven) ontmoeten. En wetenschappelijk onderzoek bevestigt ook wat alle jonge geliefden weten: samen tafelen neemt de meeste tijd in beslag van de beginnende relatie.

Waarom geven toekomstige partners er toch zo dikwijls de voorkeur aan om een relatie aan tafel te laten starten? Blijkbaar verwachten partners van dit samen eten en drinken een relatie stichtende kracht. En dit is terecht.

---

[8] K. LORENZ: *Die acht Todsünden der zivilisierten Menschheit.* München-Zürich, Piper Verlag, 1973. 112 p.

Immers, in het geheugen van ieder mensenkind is de voeding gegrift als diepste herinneringsspoor van menselijk contact. De eetlust bevredigen is de oervorm van menselijke relatievorming. Bij de borstvoeding ontvangt het kind inderdaad niet alleen de biologisch beste voeding. Door het contact met de zachte borsten en het binnenvloeien van de warme melk worden lippen en mond van de zuigeling als erogene gebieden opgeladen. Dit gebeuren zal later zijn gelukzalige bekroning vinden in de liefdeskus, tenminste indien de geliefden het genieten van deze 'mondigheid' geleerd hebben. Het pasgeboren kind beaamt zijn levenslust in het drinkgelag met de moeder. De levenslust, genoten in de voeding bij de moeder, ontdubbelt zich bij het jonge kind snel tot relatielust. Het kind, dat trek heeft in zijn moeder, legt hiermee de eerste bouwstenen voor zijn relatievaardigheid. Het drinkgelag ontwikkelt zich tot een drinkgelach: de kraaiende vreugde van de zuigeling, die zijn moeder herkent in die contemplatie bij de melkzoete omgang van de (borst)voeding. Uit het trekken aan de tepel ontstaat dus ook de lust aan betrekkingen.

Zo is en blijft levenslang samen eten en drinken een dragend symbool van vereniging, van zich in gemeenschap bevestigd te weten. Ook de Emmaüsgangers herkenden de Heer aan het breken van het brood.

Het vaste tijdstip van gezamenlijke maaltijden ankert dan ook veiligheid en geborgenheid en biedt zekerheid aan allen, die aan dezelfde tafel aanzitten. Met vaste regelmaat en voldoende vrije tijd samen tafelen is dé dagelijkse voeding van de relatie.

De ervaring op consultatiebureaus voor huwelijksproblemen bevestigt telkens opnieuw hoe achteloos partners met dit voedingsrecept van een duurzame relatie al te dikwijls omgaan. Zij onderschatten de risico's voor de relatie, wanneer zij niet langer met dagelijkse regelmaat samen eten, bijvoorbeeld door verschillende werktijden.

In een maatschappij, gericht op prestatie en rendement, wordt de voeding al snel herleid tot een functionele opname van calorieën, allereerst ten behoeve van werkenergie.

In en buiten het bedrijf schuift men aan in rijen, anoniem als vreemden naast elkaar: lopendebandwerk en lopendebandeten.

Zowel innige geliefden als trouwe vrienden zullen dus met vaste regelmaat hun relatie voeden, zowel door gezamenlijke maaltijden, als in een etentje uit.

Veel moderne partners moeten dus echt leren tijd 'verliezen' om samen rustig de maaltijd te gebruiken: elkaar de drank inschenken, de gerechten proeven als een streling van het gehemelte, én herkennen met aandachtige lof voor degene, die ze bereid heeft.
Samen eten en drinken is dus de gezegende omgang met het keuvelen, waarin de maaltijd samen wordt genoten als in het teken van 'het Laatste Avondmaal': een opperste liefdesdaad.
Voor de meeste paren, jong en oud, zou het leven van alledag er anders uitzien wanneer ze een halfuur vroeger zouden opstaan voor een rustig ontbijt samen: 'de vitaminen voor elke dag'!
En ook als men geen eetlust heeft, door stress of ziekte, zal men toch trachten bij de tafelgenoten aanwezig te zijn.
De liefde voor het leven en de liefde voor elkaar worden dus ten volle genoten in de kunst van het samen tafelen als fijnproevers. In contrast hiermee leeft de eenzame verslaafde, die zich met gierhonger volvreet.
Zo vormt ook het 'tweegesprek tussen moeder en kind' tijdens de borstvoeding een aangrijpend contrast met de eenzame drinker in een café, op een armtierig zolderkamertje of op een luxueuze flat.
Daarom wordt een heerlijke wijn ook pas naar waarde genoten, wanneer hij in gezelschap 'goet ende fyn' wordt gedronken uit een kristallen roemer. Deze wijn wordt niet genoten in een plasticbekertje, dat men, net als geld, eenzaam uit een muurautomaat trekt.
Niet toevallig zijn tekenen van een afbrokkelende relatie: men blijft weg van tafel, men komt te laat of eet afzonderlijk... Wanneer echt samenleven mislukt, komt er scheiding van *tafel* en bed. Ook de wetgever plaatst hier terecht de tafel vóór het bed...
In dit kader kan even worden herinnerd aan de betekenis van het woord *echtgenoot*. Dit woord duidt niet alleen de persoon aan, met wie iemand door een (huwelijks)contract verbonden is. Een echtgenoot is niet een vennoot, met wie een samenwerkende vennootschap werd opgericht. Echtgenoot betekent

oorspronkelijk: degene, met wie in de echt, d. i.: in het huwelijk, het leven (echt) genoten wordt. Echt en bestendig, dus niet zomaar een vluchtig en toevallig voorbij ijlend genot, maar een langdurig genieten: een echt-genoten leven. De echtgenoot is dus letterlijk het echte, levensechte en duurzame genot, ook dankzij de gewone geneugten van het dagelijks brood. Zo kan b.v. het samen theedrinken in de namiddag een van de belangrijkste bronnen van dagelijks genot zijn, als een ritueel.
En dit alles is van een andere orde dan een samenwerkende vennootschap, die eenzijdig de materiële belangen van het huwelijk bevordert. Want het huwelijk is geen KMO. Op tragische wijze wordt dit steeds opnieuw duidelijk bij kleine zelfstandigen: de partners werken dag en nacht voor de zaak samen, terwijl het huwelijk en het gezinsleven wegkwijnen: letterlijk ondervoed.
In onze drukdoende maatschappij zijn de uitdrukkingen: 'mijn gemalin', 'mijn gemaal' tussen echtgenoten als ouderwets in onbruik geraakt. Toch klinkt in deze woorden nog de levenswijsheid door, waarbij gehuwden de partner als echtgenoot juist benoemen als gemaal/gemalin, d.i.: als degene, met wie men de maaltijd geniet.

Een vergelijkend onderzoek, uitgevoerd op het einde van de jaren 90, heeft aangetoond dat in een kwarteeuw de taalmoeilijkheden bij kinderen zijn toegenomen met ruim 25%. De verklaring van de onderzoekers is eenvoudig. Steeds minder kinderen beleven met dagelijks regelmaat "het taalbad van de moedertaal", dat zij normaal met de vaste gezamenlijke maaltijden ervaren bij en met hun ouders. Wanneer zij thuiskomen, worden zij "stilgehouden" met computerspelletjes, TV (en/of chips).
Ook hun ouders zijn té afgemat en té verdoofd, na de jachtige dagtaak, en eten zwijgend of afzonderlijk.
Dit gezinsdrama word niet opgelost door logopedisten. Wanneer de (taal)lera(a)r(es) aan huis gaat voor overleg, moet hij/zij trouwens meestal bedelen om (toch even) het luidruchtige TV-toestel uit te schakelen!
In het licht van dit alles begrijpt men ook dat slechts één kwart van de kinderen elke dag blij is. (Rondvraag van de Kinder- en Jongerentelefoon in 2001 bij 2500 Vlaamse kinderen tussen 9 en 15 jaar).

Concreet betekent dit dat meisjes vooral bang en verdrietig zijn, jongens veeleer boos.
Vooral kinderen van gescheiden ouders of van ouders in scheiding staan hier in de tocht: dikwijls een heen en weer loop-tocht zonder vaste tijd, zonder vaste etenstijd samen.
Het zijn de zwaarbeladen rugzakkinderen, steeds op tocht: op dooltocht in hun ontluikend relatieleven.

2. Samen feestvieren

Feestvieren, ook met een eenvoudig maal en sobere versierselen, is een koninklijke weg van relatiebevestiging. Het betekent immers: de tijd als het ware stilzetten en even uittreden uit de dagelijkse zorgen en beslommeringen. Het is een breken met de dagelijkse sleur; niet om te vergeten in de zinsbegoocheling van dronkenschap of lege euforie, maar misschien juist, ondanks en ter wille van de dagelijkse lasten, toch telkens opnieuw samen het leven willen en durven vieren. Zo delen mensen ritueel de vreugde van het samenleven met elkaar.
Feestvieren op uitverkoren dagen betekent merktekens trekken, die de verbondenheid met elkaar uitdrukken. Het zijn, jaar in jaar uit, mijlpalen en wegwijzers op de gezamenlijke levensweg.
Hoe weinig moderne partners komen bijvoorbeeld nog in contact met de feestdans, zoals die wordt gedanst bij zogenaamd primitieve volkeren? Daarin wordt de verbondenheid ervaren met elkaar, met de natuur, met de levenskrachten en met de kosmos, ja, volstrekt deze zich in deze feestelijke beweging. Zo sluiten ook de vieringen van de liturgie gedurende het kerkelijk jaar voor de gelovigen veilig en rustig de kringloop van het leven. Samen feestvieren is dus een sacrale activiteit: het is de liturgie van het relatieleven. Geboortefeesten en overlijdensvieringen binnen de familie, verjaardagen en naamfeesten: deze zullen zich gedurende de hele levensloop samenvoegen tot een liefdessnoer. Ook zijn daarin als feestdagen opgenomen: de dag van de eerste ontmoeting, van de kennismaking, van de verloving, van het gaan samenwonen, van het huwelijk, en andere

unieke ervaringen van het paar, zoals b.v. de eerste kletterende ruzie... Het vergeten van een verjaardag, van een naamdag of van de huwelijksdatum is dus niet zomaar een dagelijkse zonde. Het moet veeleer worden beschouwd als een grote zonde van nalatigheid.
Waarom toch verleren zovele partners zo vlug die goede gewoonte van het vieren? Blijkbaar wordt dikwijls het eerst bespaard op het samen feestvieren, zodat vele paren of vrienden de sobere glorie van het dagelijks brood niet meer kennen. En vooral: hierdoor raken veel relaties ondervoed en het spoor bijster.
Het hoeft ons niet te verwonderen dat in een oude universiteitsstad als Leuven, die bruist van beginnende relaties, bijna elke straat een gevarieerd aanbod heeft voor een avondje uit eten, voor een longdrink of voor vreugdevol feestvieren.
En voor alle duidelijkheid: er wordt gefeest omdat de datum daar is, niet naar luim of grillen.
Herman De Dijn schrijft over het feest het volgende:

'Het alledaagse leven is onvermijdelijk gekenmerkt door een zekere sleur, vandaag gecombineerd met een flinke dosis activisme... Daaruit poogt men te ontsnappen door het hyperactivisme van de vrije tijd en de recreatie waarin alles "spannend" moet zijn (al was het "virtueel", via film, video en dergelijke). Door die tweespalt groeit de zinledigheid, zeker van het gewone, alledaagse leven. Een heel andere relatie geldt tussen het alledaagse en het *feest* . Het feest is een rituele onderbreking van het alledaagse: het hangt dus niet af van de nood van het individu aan ontspanning of aan ontsnapping aan het alledaagse. Evenmin is het feest afhankelijk van de emotionele gesteldheid: of het individu erop uit is te feesten of ervoor "in the mood" is ("een feestje bouwen" heeft niets te maken met een echt feest). Het feest gehoorzaamt niet aan de wensen, gedachten en gevoelens van het individu, maar aan een "objectieve" tijdsordening en aan een boven-individueel betekeniskader, dat de viering van bepaalde betekenissen gebiedt... Feestvieren als ritmische, rituele onderbreking van het alledaagse geeft tegelijk zin aan het alledaagse op een wijze, die niet aanwezig is in de moderne "ontspanning" en vrije tijd'.

3. Samen spelen

Het spel behoort niet alleen tot de wereld van het kind. Spelen is het gedrag, dat bevestigt dat een mens met levensvreugde het leven en het samenleven geniet. Zo is dus het kunnen spelen hoogstnoodzakelijk voor iedere mens, voor elk paar. Spelen is immers spontaan en soepel de eigen plaats veroveren te midden van anderen, met elkaar in dialoog via de spelregels. Een goed speler is ook 'ingespeeld' op de medespelers, met wie hij het samenspel geniet. Het is een onbekommerd, naïef en ontspannen thuis zijn bij de ander en bij zichzelf.
De ontwikkelingspsychologie bevestigt eveneens dat elk mensenkind de eigen plaats veilig en vrij in deze wereld verovert door het spel. In de gelukservaring van het spel beaamt een kind het leven, ook in de 'beproeving', dat een goed speler moet kunnen verliezen. De waarde van gezelschapsspelen, die gelukkig de laatste jaren als volksspelen en/of gezinspelen herleven, berust op het feit dat de mens zich al spelend – woordeloos – ook afstemt op de medemens, met wie hij zich als gezel verbonden ervaart: *gezellig*. Het echte spel is spontaan en zo natuurlijk als het kind: niet gemaakt. Wanneer men er 'een spel van maakt', is het nooit echt een spel! Trouwens, als men om te winnen het spel naar zijn hand wil zetten, speelt men vals.
Hoe belangrijk het spel is, wordt onmiddellijk duidelijk als men bedenkt dat partners met een kinderwens in de eerste plaats *speelse* minnaars voor hun kinderen zullen zijn. Immers een basisopdracht van de opvoeding is en blijft: het kind opvoeden tot een levenslustige en relatiegevoelige mens. De opvoeding tot lust- en relatievaardigheid is voor het geestelijke evenwicht van iedere mens belangrijker dan de verstandelijke vorming. En dat blijft zo levenslang.
Ook het kind verovert *al spelend* de levenslustige positie ten aanzien van dit leven. Het kind wenst zich daarom ouders, die echt kunnen spelen, die

jong van hart en soepel van geest en ledematen zijn. Zij moeten kunnen tuimelen en dansen, springen en klauteren, steeds 'nog een keer'... bijna onvermoeibaar, jong van hart en met soepele ledematen!
En vooral: er is geen beminnen zonder minnespel. Met enthousiaste overgave het verrukkelijke liefdesspel spelen vergt ook letterlijk de fysieke veerkracht van een sportief lichaam. Nogmaals: *oefening baart kunst.* Regelmatige oefening houdt de kunst in vorm. Sport en spel zullen dus in het leven van elk paar, van elke mens een centrale plaats innemen, een plaats, die evenveel zorg en aandacht verdient als de prestaties van het beroepsleven.
Elke mens, elk paar zal dan ook levenslang waakzame aandacht besteden aan het evenwicht tussen noeste inspanning en speelse ontspanning. Harmonisch samenleven ademt dit gelukkig makende ritme van vlijtige arbeid en speels samenzijn. Want het speelse behoort tot het wezen van de liefdesrelatie en van de vriendschapsrelatie.
Vriendschapscultuur is ook een spelcultuur, waarin vrienden trouw het engagement van samen spelen naleven en intens blijven beleven, doorheen alle wisselvalligheden van het leven.
Het spel maakt het leven gezellig: het spel is de groeibeweging voor elk gezelschap, waarin de spelers zich elkaars gezel weten.
Liefdescultuur is een minnespelcultuur, zo getuigen dichters en denkers sinds eeuwen.
Ook alleenstaanden zullen dus met vaste regelmaat zich overgeven aan de vreugde van het samen spelen met vrienden, met familie, en vooral ook met kinderen. Want kinderen houden hen onbevangen jong.
De moderne mens met zijn meedogenloze, op carrière gerichte mentaliteit kijkt nogal eens neerbuigend neer op het spel en doet het af als nutteloos tijdverdrijf of verpozing naast het echte (beroeps)leven. Dan wordt echter vergeten dat het liefdesspel, gespeeld met speelse ernst, het grote levensspel is in de ware – dit is: verheven – zin van het woord. In dit levensspel thematiseert ook de moderne mens van nu als humo ludens (Huizinga) de diepste roerselen van het bestaan. Dit spel is immers in levenden lijve confrontatie met zichzelf en met de ander, eveneens op zoek zijnde naar een

antwoord op de vragen: wie ben ik? waarom leef ik? met wie leef ik samen? In het liefdesspel leven en bewegen minnaars zich met erotisch enthousiasme én verdriet op die grote gebieden, die de mens in het bestaan vestigen en bestendigen: ik, mijn lichaam, de geliefde ander, mijn ouders, ons kind... geboorte, seksualiteit, samenleven en dood. De eenzaamheid van het bestaan, waarin elk mens zich terugvindt, wordt in het liefdesspel opgeheven, zij het tijdelijk en telkens opnieuw. Gedurende het samenleven zullen partners met de vaste regelmaat van het erotische spel, dus uitgroeien tot '*eenzame samenspelers*' (P. Nijs)[9]

In scherp contrast met de beroepswereld zoekt de liefdesrelatie immers geen rendement, noch beoogt zij prestatie.

Zij leeft in de gratuite sfeer van de gave: de wederzijdse overgave. Met speelse ernst wijst zij ook de utilitaire vraag af: 'Wat heeft men er aan en wat brengt het op?'

Het speelse antwoord is hier inderdaad eenvoudig: men *heeft* er letterlijk niets aan: het is niet voor de hebbers. Wel kunnen wij hierdoor meer mens *zijn*. Dit is het speelse wonder van het samenleven: het dient eigenlijk tot niets en bedoelt geen rendement of prestatie te behalen, het blijft louter gratuit. En dit is juist een eiland van geluk – een gelukzalig eiland! – voor velen, die in onze samenleving enkel mogen bestaan volgens wat zij presteren en zo weinig volgens wie zij zijn.

Het echte spel is niet productief, wel creatief. Dit speelse element in de liefdesrelatie contrasteert dan ook sterk met de massale sportconsumptie, zoals die in een sportprestatiesysteem wordt georganiseerd. In talloze takken van de beroepssport kan dit pervers ontaarden, zoals telkens opnieuw blijkt uit de dopingschandalen, die naast de omkoopschandalen met vaste regelmaat in de sensatiepers opduiken, als gestalten van de vergiftigde geldsport.

Het creatieve samenspel speelt zich ook af aan de overzijde van de spelverslaving. De speelzieke is immers verslaafd en vereenzaamd: hij is gevangene van de spelspanning, waarin hij zichzelf verspeelt. Ook hier toont de sociale plaag van de gokverslaving aan dat in onze vrijetijdsmaatschappij

[9] P. NIJS: *De eenzame Samenspelers* (3 vol.). Kapellen, De Ned. Boekhandel. 1976-1977.

heel veel jongeren – en ouderen! – niet spelvaardig en creatief kunnen leven. Integendeel, zij ruïneren zichzelf en dikwijls ook hun gezin met een allesverwoestende gok- of spelverslaving. In een maatschappij met toenemende werkloosheid wordt voor talloze jongeren zonder toekomstperspectief het seksuele ook herleid tot een goedkoop tijdverdrijf, echter met het risico op een seksuele lustverslaving.
Tegen de achtergrond van deze materiële en geestelijke armoede, die zich steeds verder uitbreidt, zullen patiënt en hulpverlener zich dus scherp bewust blijven van de vitale betekenis van het spel, waarin de creatieve dimensie van het echte relatieleven wordt ontplooid. Levenskunstenaars zijn kunstenaars van het spel; pas van daaruit zijn zij ook echte liefdeskunstenaars. Nietzsche heeft met recht gezegd: 'Rijpheid is het herwinnen van de ernst, die wij als kind bij het spelen hadden.'

Bezinnen wij ons in dit kader op enkele inspirerende regels van Herman De Dijn:

'Een spiritueel iemand is ook een "geestig" iemand: iemand met humor. Hét kenmerk van realiteitszin... In de humor, voor zover die niet ironisch of cynisch (dat wil zeggen: afstandelijk-superieur of afwijzend) is, steekt er tegelijk een grote betrokkenheid en een zekere relativering (denk aan de films van Haanstra over de menselijke soort; denk aan de glimlach waarmee we onze kinderen gadeslaan). Het is een houden van, maar zonder pretentie en zonder te sterke possessiviteit. Deze relativering en zelfrelativering is geen relativisme, het is niet zeggen: "dit is maar evenveel of even weinig waard als óm het even wat anders". Er blijft een speciale betrokkenheid en preferentie, maar in het besef dat wij daar niet zelf aan de oorsprong van liggen, dat wij integendeel uitverkoren werden...

Spiritualiteit is niet spectaculair. Zij is karakteristiek voor het leven van de homo ludens, de ernstig speelse mens, die bekwaam is tot geluk en dankbaarheid, de troost waarin men tegelijk anderen of het Andere kan loven. Spiritualiteit is een onderdeel van het alledaagse leven, van de homo ludens of deze nu huisvader of huismoeder of kloosterling(e) is...

Het dagelijkse leven vereist een voortdurende bekwaamheid tot zelfrelativering, maar is tegelijk ook de context, waarin het spel van een menselijke relatie een slagen toelaat, een gebeuren, waarin wij erkend en aanvaard kunnen worden op een manier, die beantwoordt aan de logica van het spel: de winst valt ons toe, wanneer we ons zodanig kunnen engageren dat we als het ware vergeten dat we willen winnen.
Een spiritualiteit, die pretendeert te ontsnappen aan het alledaagse is een valse spiritualiteit: het komt eropaan het alledaagse zodanig te beleven dat er ruimte is voor de ontmoeting, voor het gebeuren, het contact, het contact met het Andere...
Een tweede paradox is dat spiritualiteit op de juiste wijze moet worden gezocht: niet als een middel om allerlei problemen op te lossen, maar om zichzelf. Dit is opnieuw tegenstrijdig met de huidige situatie waarin de interesse voor spiritualiteit duidelijk te maken heeft met het onbehagen in de (post)moderne cultuur en met een extreme therapeutiseringstendens, waarbij allerlei elementen van traditionele spiritualiteit worden getransformeerd tot manieren om zich goed te voelen of om de psychische nood aan zingeving te lenigen.[10]
De mens met *speelse humor* is dus niet bijtend cynisch of afstandelijk superieur, wel relativerend met een mild mededogen.

4. Samen zorgen voor: verzorgen

Zorgen voor elkaar is een oorspronkelijke grondvorm van woordenloos samenzijn, van elkaar verstaan, van voor elkaar instaan én elkaar bijstaan, van de ander niet alleen laten of verlaten. Het verzorgende gedrag heeft een relatie vestigend en bevestigend effect. Immers via het verzorgende gedrag van een toegewijde moeder, van toegewijde ouders, heeft de mens toegang gekregen tot de veiligheid van het bestaan, dat tevens werd ervaren als een bestaan met anderen. Deze ervaring van standvastige en betrouwbare zorg gaf niet enkel een veilig gevoel van bescherming. Het

[10] H. DE DIJN: *Op. cit.* pag. 24-25.

heeft ook de basis gelegd van het vertrouwen in het leven, van het vertrouwen in de ander én in zichzelf ('Ik mag er zijn zoals ik ben').
Zwaar zieke personen getuigen telkens opnieuw hoe de stille en standvastige zorg van de partner, van een vriend of familielid, van een verpleegster of een arts hen tegen wanhoop en verlatenheid heeft beschermd. Samen zorgen voor: het is een sterk bindend element, dat veel verder en veel dieper reikt dan de efficiëntie, waarmee bijvoorbeeld teamgenoten in onderlinge cohesie en met een hoog rendement goed samenwerken.
Kent niet ieder lid van een vrijwilligersgroep dat wondere geschenk op persoonlijk en medemenselijk vlak van een verbondenheid, geboren uit de gezamenlijke inzet en onbaatzuchtige zorg voor de medemens in nood?
En vooral, ook de laatste jaren is het schrijnend duidelijk geworden dat in een eenzijdig technische hulpverlening, hoe hooggekwalificeerd deze ook mag zijn, het tussenmenselijke dreigt te verschralen, ja zelfs af te sterven. Gelukkig heeft zich hiernaast een mantelzorg ontwikkeld, die in de palliatieve zorg haar meest ontroerende uitdrukking vindt.

Partners gaan dus een diepe verbondenheid ervaren en uitbouwen in het opnemen van een gemeenschappelijke zorg. Meestal stimuleren kinderen hun ouders tot deze gemeenschappelijke zorg, die vervolgens de ouders zelf juist als partners duurzamer met elkaar zal verbinden. Partners mogen het zorgpakket binnen het huwelijk niet gaan managen of efficiënt delegeren. Het huwelijk is immers geen KMO, dat dynamisch efficiënt moet worden gerund. En wanneer partners toch, bijvoorbeeld omwille van de efficiëntie, het zorgpakket met mathematische precisie tussen elkaar verdelen of delegeren, dan leggen zij een van de mooiste menselijke recepten voor relatievorming naast zich neer, met een aanzienlijk risico op onderlinge vervreemding.
Hoeveel partners, die het contact met elkaar grotendeels verloren hadden, kennen niet de ervaring plotseling opnieuw intens naar elkaar toe te groeien door de zorgen voor een kind, dat zwaar ziek werd of bij een ernstig ongeval werd betrokken? In de gezinstherapie is het bekend hoe een kind in de rol van zorgenkind of probleemkind kan terechtkomen met het

doel het gezinssysteem bijeen te houden door de onderlinge zorg, die het oproept.

Het spreekwoord zegt terecht: "Gedeelde vreugd is dubbele vreugd; gedeelde smart is halve smart." De uiteindelijke betekenis ervan reikt nog verder: gedeelde zorg versterkt de onderlinge band tussen de mensen, die elkaars zorgen delen. En vooral die mensen, die zich gezamenlijk inzetten voor de zorg voor een derde, ontvangen het geschenk van een diepe verbondenheid.

Ook hier is weer duidelijk dat dit relatie-recept een goudmijn is voor alleenstaanden. Wanneer zij zich inzetten, b.v. in een vrijwilligersgroep, ontvangen zij altijd het prachtgeschenk van het Leven, dat menselijke verbondenheid heet.

5. Gezamenlijke activiteiten: een gezamenlijke hobby

In het samen zorgen voor elkaar of voor de kinderen zijn partners ook samen bezig. Welnu, elke gezamenlijke bezigheid op zich heeft voor de deelnemers tegelijkertijd ook een relatie bevorderend aspect. En hierbij gaat het niet zozeer om samen hetzelfde beroep uitoefenen of samen een zaak leiden. De vereenzaming tussen partners, die als kleine zelfstandigen samen een zaak doen kan schrijnend groot zijn, zo werd reeds onderstreept. Zij doen samen letterlijk alleen nog zaken!

Neen, met een hobby bezig zijn of knutselen b.v. als gezamenlijk bezigheid – niet gericht op prestatie of op het uiteindelijke product – schept voor de partners ruimte om bij elkaar zichzelf te mogen zijn én om elkaar zichzelf te laten zijn.

De contactmogelijkheden, die schuilen in het samen bezig zijn, blijken onder meer uit de therapeutische resultaten in de psychiatrische kliniek, waar zieken met ernstige contactstoornissen het contact juist weer leren leggen, dankzij en met behulp van een gezamenlijke bezigheid (ergotherapie).

Daarom is het voor partners zo belangrijk dat zij samen uitzoeken welke gemeenschappelijke liefhebberij hen ligt, naast de afzonderlijke hobby's, die elk van hen ook zal blijven beoefenen. Vervreemding tussen twee part-

ners wordt immers zo dikwijls verwoord met het zinnetje: 'Wij deden zo weinig samen!' Talloze moderne partners ontdekken vaak pas na een moeizame omweg, beladen met relatiecrisissen, de grote ontmoetingskansen in bijvoorbeeld eenvoudige gezamenlijke handenarbeid, zoals samen de afwas doen, de bedden opmaken, een (moes)tuin bewerken. Zulke gezamenlijke activiteiten schenken de partners niet alleen een sterkere verbondenheid met elkaar, maar dikwijls ook met de natuur. En het is niet zelden in de middag van het leven dat partners deze creatieve impuls voor de relatie voor het eerst ervaren, wanneer zij samen een artistieke hobby of (terug) een cursus aanvatten, die hun horizon verruimt en die zij met veel vrije tijd en groeiend enthousiasme blijven doen.
Ook hier biedt het Davidsfonds prachtkansen, die zich sinds jaren in Vlaanderen blijven vermenigvuldigen als viaminen van geestelijke gezondheid en levenskwaliteit.
Zo is samen zingen in een koor echt een prachthobby: in het zich telkens weer afstemmen op elkaar groeit hoorbaar de samenhorigheid!

Gelukzalig het kind, dat mag opgroeien bij een zingende moeder: met haar stem vervoert zij het kind naar de goede levensstemming. Gelukzalig het kind, dat mag opgroeien bij muziek makende ouders: "muziek is de oerspraak van ons allen" (F.W. Nietzsche).

6. De levensreis voortzetten: samen erop uittrekken

Er werd waarschijnlijk nooit zoveel en zo snel gereisd als nu, bij het begin van een nieuwe eeuw. Luchthavens moeten gestadig uitbreiden om de miljoenen (vakantie)reizigers met supersnelle vliegtuigen ter wille te zijn. Daarbij wedijvert het luchtverkeer met het treinverkeer, dat zijn net van hogesnelheidstreinen steeds verder uitbreidt. Bovendien is er een gestadig groeiende vloot van luxueuze cruiseschepen, die de verwende wereldreiziger vervoeren naar de meest afgelegen wateren. Vervolgens zijn er nog de overvolle autowegen met haastige wagens, waarin gejaagd-gespannen vakantiegangers zitten, in de verzengende zon wachtend en aanschuivend in ellenlange files…

Ten aanzien van zo'n grenzeloze verkeerstechniek is de moderne mens geneigd in aanbidding te zeggen: 'Met u zijn er geen verten meer'.
Toch is bij dit alles duidelijk: allen snellen zij voorbij aan de echte mogelijkheden om samen erop uit te trekken. Samen erop uittrekken betekent immers letterlijk: op ontdekkingsreis gaan. Samen wandelen, in de gezellige stad, met eeuwenoude herinneringen en lieflijk moderne boetieks of rustige terrasjes; in de natuur om het Leven te verkennen in een verlaten bos, misschien onmiddellijk bij de stad gelegen. Genieten van een weids veld, sloten en grachten, holle wegen, die getekend zijn door de gang der seizoenen, een avondwandeling langs een verlaten strand, met de streling langs de haren van een luwe wind; met het mulle zand tussen de blote tenen...
Moderne mensen moeten zich reppen, met die grote langzaamheid van het echte genieten, om dit samen te ervaren: 'beentje buiten', voelend, tastend, ruikend, proevend. In de harmonisch langzame beweging van het samen fietsen b.v. herstellen zij niet alleen het contact met de natuur, maar ook met elkaar. Zo is tandem-fiersen voor een paar een wondere ervaring om spelenderwijs in harmonie te (leren) bewegen én te leven...
In het samen erop uittrekken trekken zij tevens weg uit de dagelijkse drukte, uit het drukkende leven, om zich opnieuw te ervaren in contact en in harmonie met het Leven, met de natuur, om samen in dagelijkse verwondering dankend tot elkaar te zeggen: 'Wat ben ik blij dat jij er bent!'
Samen erop uittrekken is dus een recept, dat partners een voorname plaats in hun leven zullen moeten blijven bieden, met grote vlijt en vreugde, maar ook onvermurwbaar, wanneer drukke bezigheden tot uitstel verleiden.
Ook personen zonder vaste partnerrelatie zullen, ondanks alle wedervaardigheden, actief lid blijven van een wandel- of fietsclub. Zij zullen, hoe druk de agenda ook is, aan de reisuitstappen, de kunsthistorische tochten blijven deelnemen.
In vele huwelijken, in vele vriendschappen, zouden partners er niet uittrekken, indien ze voordien maar wat meer erop uit waren getrokken...

7. Elkaar aanraken: het levensspel van de liefkozing

> 'En ik herinner mij zijn handen:
> twee maten tederheid
> legde hij tegen mijn aangezicht;'[11]

Menselijk contact vraagt tact, d. i.: elkaar kunnen aanvoelen in tederheid en in eerbied, tactvol. De tact als tastzintuig is in een duurzame relatie vaak het vergeten zesde zintuig. Toch is en blijft het een koninklijke weg, die de mysterieuze dimensie van het samenleven ontsluit voor partners, die in het letterlijke voelen van elkaar telkens opnieuw de aanwezigheid ervaren. Aanwezigheid is immers eraan, niet eraf!
Het aanraken – zoals bij geknuffeld worden, strelen, omarmen, liefkozen – is een oervorm van omgang en een grondvorm, waarin de tederheid zich kan ontvouwen. Het zinnelijk zintuiglijke aanvoelen is immers een 'onmiddellijkheidszintuig', waarbij de afstand letterlijk verdwijnt. Dit in tegenstelling met de zogenaamde vertezintuigen: het oog, het oor, die afstand veronderstellen en ook op een afstand kunnen stellen.
Aanraken betekent ook: aangeraakt worden, want de voelende wordt tegelijkertijd gevoeld.

Dit is de innigheid van de tactiele wereld, die een harmonie van contact en tact vormt, d.i. een eerbiedige houding. Dit aanraken is niet een louter huid-aan-huidcontact, dat als oppervlakkigheid kan worden afgedaan. Het is de directe weg tot zich meedelen, tot in voeling komen met elkaar. De aangeraakte en de aanraker verplaatsen zich a.h.w. vanuit het alleenzijn – het afgesloten zijn door de begrenzing van de huid – naar het zo ver mogelijk uit zichzelf treden binnen de nieuwe omslotenheid van een onmiddellijk samenzijn, dat wederkerig wordt gevoeld.
Terwijl zoveel paren na een langere tijd van samenleven de lustcultuur op culinair vlak verwaarlozen, geldt dit nog veel meer voor het tactzintuig. Hierin schuilt het risico, dat het gevoel verkommert.

---

[11] Li-Young Lee

Elkaar blijven aanraken is voor partners dé koninklijke weg om de relatievorming in een bezielde lichamelijkheid gestalte te geven. Partners leven en bestaan slechts bij de gratie van het eigen lichaam, bij de gratie van elkaars lichaam. Elk afzonderlijk hebben zij een lichaam; samen zijn ze elk hun lichaam: elkaars lichaam. Dit is het mysterie van de bezielde lichamelijkheid als onlosmakelijke eenheid.
Opdelen in lichaam en ziel is een verdeling, ja een kernsplitsing in het wezen van beminnende mensen.
Vooral in de moderne samenleving bestaat het grote gevaar dat de lichamelijkheid verkwijnt. De macabere handreiking van een perfect computergestuurde robothand van Flanders Technology staat hiervoor symbool. Het is ook een symbool van het ontvleesde dualisme in een moderne maatschappij, bevolkt door onbezielde computers en op weg naar een onbezielde robottencultuur, waar misschien enkel nog plaats is voor computerspelletjes en op weg naar een virtuele werkelijkheid.
Leven is bewegen, is beweging voelen, ook door gemoedsbewegingen of emoties heen. Dieren kunnen wel kruipen, zitten, lopen, rennen en springen. Alleen de mens kan dansen: alleen het paar kan dansen. De dans is de koninklijke beweging, waarin het goddelijke Leven doorzindert met de natuurlijke gratie van die kinderlijke eenheid van lichaam en ziel.
Dit staat in schril contrast met de moderne beautycentra en fitnessprogramma's, waarin deelnemers frenetiek hun robotachtige bewegingen uitvoeren. Dat is uitgeholde, oppervlakkige lichamelijkheid met glad geoliede en glanzend gebruinde lichamen. Zelfs hier is er dus het risico dat de speelse lichamelijkheid wordt ontvreemd en geprogrammeerd.
Door de jaren van het samenleven heen weten partners wel uit ervaring: het gevoelsleven is niet te berekenen, niét te programmeren.
Elkaar aanraken is en blijft voor partners een sacrale ervaring van de levenslust en van de liefde.
Als paar evenwichtig blijven groeien door de jaren heen is voor de partners als een wandeltocht: zij mogen, kunnen en durven gaan wandelen op die ontdekkingsreis in de wereld van zinnelijke, zintuiglijke ervaringen.

Lijfelijk gevoelens in de hand nemen, is een koninklijke weg van ontmoeting: van handreiking. Heeft de profeet niet gezegd: 'Uw lichaam is de harp van uw ziel' (Kahlil Gibran)? De muziek van het samenleven wordt vertolkt door de uniek eigen symfonie van alle zintuigen van de partners. Zo blijven geliefden elkaar beroeren met hun stem en hun blik, blijven zij spreken met de sprakeloze taal van die vlijtige vingers. Een hand, die spreekt; een stem, die aanraakt ('une main, qui parle; une voix, qui touche' J. Clerguet).[12]
Zoals een ge-bergte een verzameling van bergen is, zo is het ge-voel een verzameling van voelen, ervaren op zovele heuvels en dalen van een bezield menselijk lichaam: ontmoetingsplekken, die verbondenheid als geschenk laten genieten.

Het dagelijks recept van 'elkaar aanraken' laat partners door de jaren heen steeds dieper ervaren: alle zin, ook van het gezin, wordt gedragen door zinnelijke ervaringen. Partners kunnen de liefde enkel blijven voelen, indien ze ook lichamelijk gevoelig blijven voelen.
In dit licht bezien is de dagelijkse zorg om het eigen lichaam fit en gezond te houden geen teken van eigenliefde, wel van liefde tot de partner, die zich eveneens inzet voor deze verantwoordelijkheid.
Zo kennen partners het evangelie van de liefde: '*In den beginne was het voelen.*' Echte aanwezigheid bestaat immers allereerst in en door het aanvoelen: nabijheid en intimiteit in teder, tactvol contact.
Ieder mensenkind heeft slechts 'ja' tot het leven en het levenslustige opgroeien gezegd, dankzij een lijfelijk gevoeld én doorvoeld beleven van geborgenheid. Hieruit is tevens de gave geboren van het kunnen voelen voor iemand: de kunst van het liefhebben, ook later als volwassene. Hier is de oorsprong te vinden van de vaardigheid om gehecht en onthecht te leven, met de behoefte aan trouw en wederkerigheid in de liefde. Een mens kan alleen maar volwassen worden en als volwassene leven door goedheid letterlijk te mogen voelen, door bevestiging in respect en tederheid.

---

[12] F. VELDMAN: *Haptonomie.* Leer van de affectiviteit. Utrecht, Bijleveld. 1988, 444 pp.

Daarom zullen partners er zich diep bewust van blijven dat ook het voelen moet worden 'gevoed'. Niet alleen in het prille begin zal het spontaan worden gevoed in de tedere omgang tussen moeder en kind, maar ook levenslang in het tedere samenspel tussen man en vrouw op hun gezamenlijke levensweg: samen op zoek naar heil.
Totaal zinnelijke en erotische omgang tussen man en vrouw is dus een heilige bezigheid, waaraan beiden zich zullen toewijden: deze omgang brengt heil, is heel makend. Het verstrooide leven en lichaam worden in de tedere aanraking van de geliefden opnieuw tot eenheid gebracht: geheeld van de kneuzingen der verdeeldheid.
Het is de levende bevestiging dat zij het bestaan genieten bij de gratie van het lichaam, dat zij zo voelbaar ervaren als de tempel van de heilige Geestdrift.
Aldus bereiken partners een heel gezond leven, wanneer zij als ware kunstenaars het leven genieten met alle scheppende krachten, die ontspringen uit de zintuiglijke registers: horen, zien, voelen, proeven, ruiken... Heel gezond leven betekent ook dat de partners zich kunnen, durven en mogen uitleven in de wereld van het zinnelijke, van het muzische: die muziek der zintuiglijke sferen. Zulke levenskunst schenkt de geliefden die kunstervaring, waarbij zij zich ontvankelijk openen en laten beroeren door het Schone en het Goede. Op die wijze verwezenlijken zij tevens het eigen persoonlijke wezen. Zich verwezenlijken is zijn wezen openbaren, d.w.z.: zich kunnen en mogen openstellen bij de geliefde medemens, trouw aan eigen aard, gaven en talenten, die juist door die geliefde gewekt en behoed worden.
Tegelijkertijd is het een ervaring, waarbij de partners zich geborgen voelen in de harmonie van het kosmische leven.
De partnerrelatie een levensblije en levenslustige groei schenken vraagt van de partners om met dagelijkse inzet *daad*werkelijk die levenskunst te beoefenen.
Dit is niet alleen een kunde of een vaardigheid, wel een kunst: dé ware levenskunst. Zulke levenskunstenaars worden partners slechts door een levensgeschiedenis heen van inzet, van erotische toewijding en trouw aan

elkaar. Het is een lange reisweg: op deze reis worden telkens opnieuw lustgevoelige "stations" in het lichaam als ontmoetingsveld aangedaan en opgeladen tot lustgevoelige of erogene zones. Zo'n wandeling in de lusttuinen van elkaars lichaam is voor de partners een levenswandeling. Het is dus letterlijk op wandel gaan in eigen lijf en leden: dé koninklijke weg. Hiervan getuigt de dichter René Verbeeck juichend; 'mijn ziel is op het lijf verliefd, in alle kamers thuis, ze heeft er alles van ontvangen'.[13]
Ook alleenstaanden zullen zich telkens weer bevrijden van het aanrakingstaboe – én van kritische blikken! – om in spontane hartelijkheid lichamelijk warme omgang met vrienden en goede kennissen *tastbaar* te (durven) genieten. Zo ervaren zij zich ook telkens weer deugddoend verbonden met elkaar. De koele Noorderling uit Europa kan hier veel leren van de Zuidamerikaanse hartelijkheid, zo levensblij en zo lichamelijk expressief!

De seksuele ontmoeting

Lust en relatie zijn vanaf de geboorte onlosmakelijk met elkaar verbonden. Het zijn de twee keerzijden van eenzelfde medaille.
Zoals reeds werd onderstreept: elk kind, aan wiens honger wordt voldaan zonder voeling met de moeder, die het kust en koestert, zal wegkwijnen. En ook: men kan niet echt genieten van wijn, wanneer deze in een plasticbekertje uit een muurautomaat komt. Zo kan het paar evenmin echt seksueel genieten, wanneer het alleen gaat om seksuele standjes en technische snufjes, hoe geavanceerd de vibrator of kunstpenis ook mag zijn. Dan gaat het immers om lustmechaniek, om apparatenseks zonder bezieling, die de verveling of leegte niet verdrijft, wel integendeel.
De mens is ontstaan uit een seksuele ontmoeting tussen een man en een vrouw. De mens is dus lichaam geworden ontmoeting. Ontstaan in dit teken van ontmoeting, als vrucht van betrekkingen, kan de mens ook pas ten volle leven in omgang met de ander: betrokken op de medemens. Omgang en dialoog blijven levenslang levensnoodzakelijk: "De ander is mijn dagelijks brood; ja levend brood, dag en nacht".

---

[13] R. VERBEECK: *Verzamelde Gedichten.* Brugge, Orion. 1981

Zoals reeds werd onderstreept: rust roest en oefening baart kunst. Het paar blijft enkel in goede conditie door het dagelijks en standvastig beoefenen van de lust- en relatievaardigheid, met inzet en inspiratie, met toewijding en overgave.
Aldus leven en beleven partners – door de jaren heen! – de relatie als een ontmoetingsveld, ingelijfd in een ontmoetingsverhaal. Zij komen bij elkaar op verhaal door de non-verbale taal van de aanraking: de woordenloze taal van de tederheid. Het is een vijfvoudig verhaal van alle zintuigen, gedragen door het moederzintuig van de tact. Zo kan het samenleven van het paar zich telkens opnieuw afspelen in het elkaar ontmoeten: nestelplaats zijn voor elkaar, verkwikkend en zalvend voor elkaars kwetsbaarheid, ongewapend. Dit samenwonen groeit uit tot een levende en veilige woning bij elkaar, gegrondvest op het grondeloze vertrouwen in zichzelf en in elkaar.
Deze ontmoeting met de partner, die aan-wezig ervaren wordt tot op de huid – als telkens weer de *huidige* minnaar! – wekt radicaal de mens uit de gevangenis van zijn ik, uit die zelfheid en zelfgenoegzaamheid van de mens als enkeling. In de omgang met elkaar bevestigen partners zich als geliefden op een uniek oorspronkelijke wijze: een uniek voorname plek, waarin zij elkaar bij de voornaam noemen. Dit brengt ook, telkens weer, troost voor teleurstellingen en kwetsuren.
Zulk samenwonen schenkt de partners tevens de vreugde van het genieten van de *huiselijke vrede*. En hierbij leren de partners ook vrede nemen met het beperkte antwoord, dat men elkaar kan bieden. Want gerijpte ontmoeting vindt plaats in het besef dat de ander blijft ontbreken. De aantrekkelijkheid van de geliefde is juist dat deze verzoent met het eindige en beperkte van dit leven. Het maakt het leven waardevol in en door een bevrediging, die vrede neemt met het beperkte antwoord, dat de liefhebbende mens kan geven en ontvangen. En dit vraagt van de partners telkens opnieuw veel edelmoedigheid en veel moed: dee-moed en wee-moed.
Dit laat ook de houding van gelatenheid rijpen. Zulke gelatenheid is geen fatalisme, wel een positieve ingesteldheid, waarin de partners elkaar vrij kunnen laten en elkaar niet vastleggen als een gevangene van eigen illusies of verwachtingen.

Dan heeft men het ook niet meer nodig zich nog op te dringen aan de ander, noch wil men in de wereld van de partner binnendringen met de eigen visie, opeisend of manipulerend. Men leeft in het heldere besef dat dit schending zou zijn van het wezen van de partner, die dan juist niet tactvol wordt benaderd.

Zo wordt partnerschap een levensgeschiedenis, waarin de partners als levensgezel met elkaar samenleven: voelbaar aanwezig op begenadigde momenten op de levensweg van bevrijding: vrijmakend en vrijlatend. Zo kunnen zij ook steeds nieuwe horizonten van menselijke groei ontgrenzen door geloof in elkaar, door hoop op en voor elkaar, door liefde tot elkaar: erotisch en geest-driftig bezield.

De liefkozing is de dagelijkse wegwijzer voor deze levensreis van de partners.

Ook daarom zullen partners waakzaam blijven voor de 'tijdbom' van: "wij hebben nu geen tijd".[14] Een haastig leven zonder voldoende vrije tijd vernielt het genieten. Want genieten is 'verwijlen in de lusttuin van het heden' (Van den Bergh).

Ontmoeting vervaagt, wanneer partners zo opgaan in hun eenheid, dat zij niet meer echt afzonderlijk bestaan. In ruimte en tijd moeten partners dus steeds de grenzen van elkaar eerbiedigen: met afstand tot elkaar.

Ook aanbidding of bewondering maakt blind voor echte ontmoeting. Geen bewondering, wel verwondering over het wonderlijke anderszijn van de partner schenkt de genade der ontmoeting om dankend bij stil te staan. Telkens opnieuw zullen partners vermijden elkaar te vangen in het net van eigen wensen en verlangens. Een goede partner kan men immers niet vangen, wel ontvangen. Dit ontvangen is elkaar ruimte geven om ontvankelijk te genieten: elkaar vrijmakend met vrije tijd.

Indien men een partner wil strikken, zal men altijd, vroeg of laat, zelf verstrikken!

---

[14] Volgens het VUB-tijdsbudget onderzoek (2002) vrijt een vlaams paar eenmaal in de twee weken, met een tijdsbudget van amper één kwartier voor "werkdag-seks" en drie kwartier voor "W.E.-seks". Merkwaardig is ook dat vooral jongere paren weinig en snel vrijen: te weinig tijd, te druk, te veel stress.

In wezen is echte ontmoeting bevrijding: een zelfbevrijding en een bevrijden van elkaar: *echt vrijen.* Ontmoeten is immers het tegendeel van moeten. Het is dus het wegnemen van dwang bij elkaar; het is ontgrenzen uit de beslotenheid en de zelfgenoegzaamheid. In een ontmoeting berekent men niet wat men eraan heeft. Zoals reeds werd onderstreept: aan een relatie heeft men letterlijk niets.
Dit is het wonder van de ontmoeting: zij dient tot niets, zij heeft geen rendement, kent geen prestaties en blijft louter gratuit. Zij behoort niet tot de wereld van het hebben, maar tot de hemel van het zijn.
De verwondering over de ontmoeting zal zich dus telkens opnieuw koesteren aan het dagelijkse wonder van de aanraking.
Zo opent zich een wereld van innigheid in de wederzijdse aanraking: wederkerige intimiteit.
Tact en contact: dit is de woordenloze wereld van de tederheid. Tederheid verwijst naar teer, dit is: kwetsbaar en zwak, maar ook naar blijheid ("de tering naar de nering zetten"). Tederheid omsluit zowel het broze als het blije. En in de tedere ontmoeting van elkaar worden geliefden niet geïrriteerd door de kwetsbare beperktheid van de ander of van zichzelf. Integendeel, als partner mag de ander ook zwak zijn en moet deze juist noch perfect, noch alles zijn. De aantrekkelijkheid van de geliefde is niet dat hij alles is, maar wel dat hij het gemis aan alles draaglijk maakt en daarin levende verzoening brengt. Zo is de aanraking de wegwijzer voor waarachtige ontmoeting, die zich tevens afspeelt in de wereld van het genieten: elkaar deugd doen als echtgenoot, bedgenoot, reisgenoot, tochtgenoot... Het is het schroomvol genieten van elkaar als levend genot, zowel in de innigste tederheid als in de enthousiaste hartstocht.
Hoe schril tekent zich hierbij het contrast af met het opgedrongen, ja verplichte genot en wellust van een maatschappij, waarin seksueel genot een (goedkoop) consumptiegoed is geworden voor zovelen in hun competitieve ren naar de roes.

Partners, die samenleven in een bezielde erotische cultuur, beleven een leven van bekering, waarin zij telkens opnieuw, trouw aan de Aarde, de golfslag van de natuur beluisteren en thuiskomen in een haast onhoorbaar ritme van de natuur: het geritsel van het zich openen en sluiten. Het is een terugkeer en inkeer naar de oude bronnen van genot en de diepste wortels van cultuur. Zo ervaren zij dat dit leven mysterie blijft: een wonder, een raadsel dat zich niet laat ontsluieren. En zij poneren dit mysterie niet als een bang vraagteken van problemen, maar als een vitaal uitroepteken van levensvreugde. Seksualiteit is immers veel meer dan coïtus, klaarkomen en condomen. Seksualiteit is een unieke vorm van omgaan met elkaar: het is de 'handtekening' van de relatievorming van het paar, dat slechts een paar wordt dankzij het paren.

Daarom zullen partners door de jaren heen veel zorg en aandacht blijven besteden aan hun seksuele leven.

Een mens is aantrekkelijk, als hij zich goed voelt in zijn lichaam. Daarom zal elke mens veel zorg besteden aan het eigen lichaam met gezonde voeding en sportieve gewoonten. Ja, hij zal bijna verliefd zijn op het eigen lichaam: alle plekjes kennen en cultiveren als lustvriendelijke ontmoetingsvelden. Niet alleen door lieve woorden, maar door het hele lichaam heen straalt aldus de erotische aantrekkelijkheid, en dit levenslang.

Het gaat dus voor de ouder wordende mens niet alleen om de angstige, soms achterdochtige aandacht voor het (vroegtijdige) ontdekken van symptomen van een of andere aandoening. Dit kan de creatieve verbeeldingskracht van de mens helaas veranderen in een hypochondrische bekommernis, waarbij de horizon van de wereld precies verengd wordt tot de spijsvertering, de stoelgang en tot de "stramme, krakende knoken".

Evenzeer zijn er zorg en aandacht nodig voor de kleding, die als een tweede huid is, waarin men zich niet alleen goed moet voelen, maar die ook de expressieve kracht van het lichaam als woordenloze taal versterkt. Door de jaren heen zal, juist met het ouder worden, tevens de aandacht voor het lichaam toenemen, ook als uiting van zelfrespect en gevoel van eigenwaarde én als teken van eerbied voor de partner. Vooral oudere partners, opgegroeid met minachting voor het lichamelijke en met seksuele taboes, hebben het hier soms zo moeilijk mee! Nochtans, mooi passende kleren accentueren de persoonlijkheid. Ook erotisch aantrekkelijke

kleding, zoals zijden ondergoed, is een uiting van eerbied voor het intieme van elkaars lichaam en mag niet worden afgedaan als oppervlakkige behaagzucht.
Ook zullen partners, door de jaren heen, met vaste regelmaat de seksuele omgang blijven beoefenen. Hierbij zullen zij zich behoeden voor overspannen verwachtingen, uitgelokt door een egoïstische maatschappij, die het seksuele eenzijdig propageert als coïtale prestaties met multipele orgasmen ('seksatleten'): zoveel als mogelijk in zo weinig mogelijk tijd.
Het VUB-tijdsbudgetonderzoek (2002) bevestigt dat de Vlaming gemiddeld net geen acht uur per dag slaapt, (indien hij al kan slapen!). Dit is iets te weinig om van een drukke werkdag te recupereren. De Vlaming spaart dus ook op slaaptijd, of juister: op bedtijd. Hij kent blijkbaar te weinig de slaaplust met al zijn gelukzaligheden. En hij/zij geniet ook te weinig de bijslaaptijd. Samen tijd "verliezen" in bed – of in bad! – krijgt, weinig aandacht in het tijdsbudget. Terwijl samen gezellig in bed liggen keuvelen, lezen of muziek beluisteren bij geurend kaarslicht een prachtig preludium is van verbale en non verbale erotiek: die ándere bijslaap...
Evenzeer zullen partners zich behoeden voor te hoge innerlijke verwachtingen, waarbij het seksuele alleen nog kan als er een perfecte harmonie is. De seksuele activiteit – zoals elke menselijke activiteit – is en blijft getekend door falen en tekortkomingen. Ook in tijden van tegenspoed moeten partners dus de liefde durven bedrijven, zelfs al blijft dit dan het slechts beperkt bevredigend, zelfs met de keerzijde van seksuele mislukkingen.
Indien intieme omgang tussen partners langere tijd uitvalt, is het risico op vervreemding en op een uit elkaar groeien bijna altijd aanwezig. En als door omstandigheden een van beide partners geen zin heeft in seksuele omgang of zelfs met afkeer reageert, dan zullen beide partners zich er helder van bewust blijven dat coïtus slechts één vorm van seksuele intimiteit is. Tijdens de zwangerschap bijvoorbeeld is er een groter verlangen naar niet-coïtale vormen van seksualiteit en intimiteit bij de vrouw. In dit perspectief bezien is zwangerschap een gevoelige periode met kansen tot verrijking van de seksuele expressie, tot verrijking van de eroti-

sche taal en van het woordenloze vocabularium van de erotiek, met de unieke kans uit te groeien tot een rijkere ervaring van elkaars lichamelijkheid in vele variaties.

Door de jaren heen zullen de partners dus de seksuele taal verrijken met nieuwe vormen van intimiteit en seksuele variaties. Zo leren zij samenleven in een diepgelaagde sensualiteit.

Seksuele omgang wordt terecht *intieme omgang* genoemd. Ook in een op sensatie beluste maatschappij, waar bijna een verbod heerst op discretie en intimiteit en waar het seksuele als publieke koopwaar wordt geëtaleerd en verhandeld, blijft seksueel contact in wezen de intiemste vorm van elkaar aanraken. Door de seizoenen van het samenleven heen zullen partners dan ook de intieme omgang blijven cultiveren als de meest tedere aanraking, en wel in wisselende vormen en variaties in discretie behoed, steeds inniger en met steeds meer diepgang door de herinneringen.

De mondigheid van het kussen

Seksuologen waarschuwen steeds opnieuw dat onze prestatie-maatschappij te sterk op coïtus en orgasme is gericht.

En toch, seksuologen en relatietherapeuten beoordelen dan zelf weer de partnerrelatie vaak naar de coïtusfrequentie. Uiteraard is dit niet helemaal ten onrechte.

De kwaliteit van een seksuele relatie vindt ook haar lijfelijke uitdrukking in de seksuele omgang. Coïtus is echter niet de meest gevoelige indicator! Voor vaste partners hebben immers liefdeskussen een signaalfunctie voor de kwaliteit van de liefdesband. Ze geven als een soort wegwijzers aan of de partners nog of niet meer op dezelfde golflengte zitten. Bij een duurzame relatie geeft de ontwikkeling van het intieme kusgedrag een goede aanduiding van de hartslag van de relatie.

De kus is de thermometer, die door de jaren heen de warmte van een liefdesrelatie aangeeft. Voor de gave ontwikkeling van een duurzame relatie zullen partners dus niet die mondigheid verliezen, die juist haar hoogtepunt bereikt in de erotische kus. De praktijkervaring op een consultatiebureau voor huwelijksproblemen bevestigt dat partners het kussen soms bijna... vergeten! En

zij vergeten ook dat het leven van het begin tot het einde door kussen wordt getekend: van de eerste kus, die de moeder aan haar pasgeboren kindje geeft, tot de laatste kus van (klein)kinderen aan de (groot)ouder op het sterfbed. Vooral de man lijdt hier aan vroegtijdig geheugenverlies!
En er wordt in het leven toch rijk gevarieerd gezoend: ouderlijk, broederlijk, zusterlijk, overspelig, gestolen, toegelaten, doorvoeld of oppervlakkig, berekenend of spontaan, vals of gemeend...
Partners dienen dus helder te beseffen dat kussen de erotische relatie onderhoudt en versterkt. De diepe tongkus is het prototype van de erotische kus. Het is immers de kus, waarbij niet alleen de betrokken monden beide actief zijn en de tongen hartstochtelijk samen bewegen. De intieme kus beroert ook sensueel.
De zinnelijk-zintuiglijke gewaarwordingen, die bij zo'n diepe kus optreden, zijn veelvuldig. Ze vloeien samen in een totaalervaring: bij zulk kuscontact zijn de tast- en smaakgevoelige mond, de lippen, de tong en de geurgevoelige neus betrokken. Het gevoel, het liefdesgevoel is de gids voor de lustbeleving van de erotische zoen. Zonder gevoelsmatige verbondenheid is een tongzoen niet te genieten. Zulke zoenen kunnen ook niet worden geveinsd. Als twee partners elkaar intiem kussen, dan worden ze op directe wijze geconfronteerd met de levende aanwezigheid van elkaar: van aangezicht tot aangezicht, ook al sluit men de ogen!
"Uit het hart gegroeide zoenen laten het goddelijke proeven" zo is de ervaring van een hunkerende geliefde.
Minnaars vinden dus de weg tot elkaar – en wel levenslang! – door het vlijtig beoefenen én genieten van elkaars mondigheid in drievoud. Er is de mondigheid van het samen eten als fijnproevers, zowel van het dagelijks brood als van de feestmaaltijd. Er is de mondigheid van de samenspraak, waarin de saamhorigheid opbloeit in de stilte van het elkaar beluisteren. En er is de mondigheid van het kussen: het erotische zoenen, waarin de communie van de liefde hartstochtelijk en teder wordt genoten en gevierd.
Het contact tijdens de coïtus is ook veel minder 'confronterend' dan het intieme mond-op-mondcontact bij het zoenen. De meeste coïtale posities laten nog een 'ontsnappingsroute' mogelijk voor het te intiem betrokken

raken. Een dergelijke paradoxale situatie, waarbij intense lichamelijke lust met gevoelsmatige afstand kan samengaan, is bij het diepe kussen uitgesloten. Door de rechtstreekse betrokkenheid van ten minste drie zintuigen (tastzin, smaakzin en reukzin), wordt de lijfelijke *aan*wezigheid van de ander zeer intens en subtiel ervaren. Het luisteren en kijken kunnen dit enkel maar versterken. Dit maakt de diepe (tong)kus dan ook tot een kwetsbare, makkelijk te verstoren beleving. De kussenden zijn immers zo met de neus op elkaar gedrukt, dat zij elkaar in alle intensiteit waarnemen. En een onaangename gewaarwording (onverzorgd gebit, een rokersadem, knoflook...) kan volstaan om de kusvreugde te bederven, ja zelfs om walging op te roepen.

Kussen is een kunst.

Ook deze kunst vraagt oefening met overgave en inzet en zij kan niet geveinsd worden. Ook tussen vrienden en vriendinnen zal het kussen in al zijn weelde terug tot bloei komen!
Om het intieme kussen een blijvend genot te laten zijn, dienen de erotisch opwindende voorstellingen en gedachten over de partner te berusten op een diep doorvoelde tederheid en liefdesgloed. Deze tederheid en liefdesgloed worden op hun beurt dan weer door intiem kussen bekrachtigd.
De erotische betekenis van het kussen heeft diepe wortels, die teruggaan tot in de verre voorgeschiedenis van de kussenden. De dieptepsychologie heeft de betekenis van de orale erotiek verhelderd. Immers, als de boreling aan de moederborst ligt om zijn honger te stillen, ervaart hij een sterke lustbevrediging. Bij het contact met de zachte borsten en bij het binnenvloeien van de warme melk, worden lippen en mond tot erogene contactzones opgeladen. En dit diepste herinneringsspoor blijft zo voor elke mens: levenslang.
Het is dan ook begrijpelijk dat Kinsey als meest typisch seksueel gedrag bij de mens het strelen en het zoenen van de borsten heeft vastgesteld (respectievelijk bij 90 en 95% van de paren). Strelen en zoenen van de borsten komt bij andere zoogdieren nagenoeg niet voor. Zo worden bij het mond

op mond kussen gelijktijdig en wederkerig twee orale begeerten bevredigd, iets dat dus geschiedt met diepe resonanties tot in ver vervlogen horizonten van oerharmonie.
De kus is tevens een overwinning op de beet. In het kussen laten de partners elkaar ook wederkerig voelen – tot in hun tedere en tere mondcontacten – dat zij elkaar niet agressief afbijten: ja, dat zij de agressieve tendensen in zichzelf speels ontwapend hebben tot in de erotische overgave van het zoenen met gesloten ogen. In de zoen slagen partners daadwerkelijk in de verzoening.
Want hoe hartstochtelijk een liefdesrelatie ook mag zijn, partners kennen tegenover elkaar ook steeds opnieuw die opduikende agressie van het zelfbehoud én van de zelfgenoegzaamheid, met die neiging om "van zich af te bijten".
Voor de uitbouw van een duurzame relatie zullen partners dus de vaardigheid van hun *drievoudige mondigheid* ontplooien en in levendige conditie houden. Er is de mondigheid van het samen eten en drinken, de mondigheid van het kussen met al zijn expressieve rijkdom, en, bovendien, is er nog de mondigheid van een goede samenspraak.

8. Samen luisteren en spreken: de samenspraak der geliefden

Luisteren is een ongewone bezigheid in onze luidruchtige maatschappij, die bezwijkt onder de dictatuur van het visuele.
Het televisiemedium dringt door tot in de verste uithoeken, zowel van de grote wereld als van het kleinste dorp, als de ont-luistering van een oprukkende agressie, niets of niemand ontziend...
Nochtans, de innigheid van een relatie komt slechts tot bloei in de wereld van het luisteren en van het woord. Samen luisteren en spreken wordt dan ook dé kernopdracht voor het moderne paar, dat op de drempel staat van een nieuw millennium, in een wereld, waarin de geluidsvervuiling alsmaar toeneemt.
In moderne steden groeit gestadig het afval van de 'lawaaiberg' (J.E. Berendt) en wel met een halve tot een hele decibel per jaar!

De moderne mens is een oogmens, die met een *nietsontziende* blik hebzuchtig en roofzuchtig de wereld en de natuur uitbuit. Ook het 'gewapende oog' van de technische vooruitgang is een (mannelijk) machtsmiddel tot het beheersen van de natuur en tot een overheersen (met de machtspositie van de adelaar als steeds weerkerend symbool).
Meer ruimte geven aan het gehoor zal bij de moderne maatschappij én bij het moderne paar leiden tot een evenwichtiger toename van medemenselijke hoedanigheden zoals fijngevoeligheid, verdraagzaamheid, ontvankelijkheid, bescheidenheid, tederheid, openheid, én tot samenhorigheid.
In de positie van het elkaar beluisteren bereiken mensen echt en tenvolle elkaar, ja treden zij wederkerig bij elkaar binnen in hun diepste innerlijkheid, ongehoord. In het luisteren wordt de partner aanwezig, ja inwezig. De *gehoor*zaamheid van het elkaar beluisteren voert de partners tot de meest gevoelige toewending naar elkaar en schenkt hun dus de ervaring van de samenhorigheid. Daarom ook sluiten geliefden bij de innigheid van de seksuele eenwording de ogen.
Zo is het oor de weg: toegangspoort tot het mysterie van het samenzijn. Niet toevallig komt het woord 'mystiek' van het Griekse woord 'Myein', d.w.z.: de ogen sluiten.
In de herontdekking van het elkaar beluisteren hebben deze partners dan ook opnieuw de grondpositie van de tederheid ontdekt, namelijk in stilte teder aanwezig zijn bij elkaar: dat onhoorbare overgaan in het zich vinden in elkaar. Het is de grondpositie van de zijnservaring: wij horen bij elkaar, omdat wij elkaar (opnieuw) kunnen horen. En dit voert tot de grondervaring van het levensmysterie: "Wij zijn terug één, wij zijn één, alles is één".
Elkaar blijven toehoren is elkaar blijven toebehoren.
Elkaar horen is dus de weg naar intiem samenzijn: een innigheid, die de erotisch-seksuele intimiteit binnen de begrenzing van ruimte en tijd overstijgt als spirituele intimiteit. En geluk bestaat in het bereiken van die eenheid. Voor geliefden is het zo elkaar toe(be)horen inderdaad een spirituele weg: 'een proeven van de vruchten aan de levensboom van kennis'. Deze kennis is levenswijsheid, juist in het erkennen van 'alles is één en is goed zo'. Het is een kennen van het leven, waarvan de diepte zich uitdrukt in de

bijbelse verwoording van het 'elkaar (be)kennen'. Dit kennen staat aan de overzijde van de kennis, in wetenschappelijke boeken neergelegd of in dogmatische geschriften vastgelegd. Het is immers een wijsheid, die als *ervaringskennis* wordt opgedaan in het wederkerige ervaren van het Goddelijke Leven, waaraan minnaars mogen deelhebben.

De wereld van het horen is een koninklijke weg, die voert naar de stilte van het luisteren, van het zwijgende samenzijn, waarin dus de diepste samenspraak bijna onhoorbaar plaatsvindt. Zo is de taal der geliefden die wondere samenspraak van liefelijke, elkaar toegefluisterde woorden, die in stilte – bijna onhoorbaar – overgaan in de lijfelijke tederheid van het elkaar aanraken als taal zonder woorden. De samenspraak der geliefden is dus dit wondere mengsel van tedere woorden en van zachtzinnige liefkozingen. Het is de minnende mond, die spreekt, zingt, zoent en samen met de geliefde eet en drinkt.

Het oor is dus de weg van de stilte.

Zolang de mens hoort, hoort hij erbij, d.w.z. blijft hij in medemenselijk contact. Zolang partners elkaar horen, horen zij bij elkaar. Zo horen geliefden samen in die 'ongehoorde' levenservaring van het samenzijn. En zo hoort het! Elkaar blijven horen *behoort* op die manier bij het elkaar toebehoren, in gevoelig ontvankelijke openheid voor elkaar.

Het gehoor is het meest gevoelige en meest esthetische zintuig van de mens. Zijn daarom geliefden ook zo gevoelig voor muziek en poëzie? Want de dichter is toch die mens, die in de soberheid van zijn dichterstaal het meest eerbiedig met de stilte omgaat en die stilte door het metrum van de verzen de muzikale weg van het woord laat vullen. Bovendien zindert in het rijmen van een gedicht een harmonie na, die horenden aan de ongehoorde vreugde van een oceanische oerharmonie herinnert.

Het is duidelijk dat de moderne mens, het moderne paar zich opnieuw moet laten doordringen van de heilzaamheid van het gesprek en weer moet gaan geloven in de kracht van het woord. Inderdaad, het woord, zelf onzichtbaar, laat zoveel blijken, maakt zoveel duidelijk, vooral van het soms zo duistere gevoelsleven, dat onbegrijpelijk is voor het verre verstand.

Het woord, het gesprek stelt de mens in staat zichzelf en de partner te verstaan, ruimt misverstanden op zodat mensen niet langer ver van elkaar staan en (weer) nader tot elkaar komen. Elke menselijke ontmoeting, waarin mensen elkaar van wezen tot wezen ervaren, speelt zich af in de wereld van het woord: 'in den beginne was het woord'.
Dit alles is echter niet zo eenvoudig. Zonder luistervaardigheid blijft samenspraak onmogelijk. Een goed gesprek vraagt ruimte en tijd, beschermd door veel stilte. Hoe moeilijk dit is en blijft, wordt dikwijls al duidelijk vanaf de start van een relatie. Veel moderne relaties starten immers onder oorverdovende omstandigheden van georganiseerd lawaai, dat ook (moderne) muziek wordt genoemd. Hoe kunnen partners hier nog de grondpositie van het luisteren bereiken, als zij elkaar letterlijk niet eens kunnen horen?
Partners zullen dus met grote zorg en regelmaat de nodige ruimte en tijd voor gesprek blijven vrijmaken. Echte samenspraak is een taal, die zoals elke taal niet alleen actief geleerd moet worden, maar bovendien met vaste regelmaat beoefend moet blijven. Echte samenspraak veronderstelt dus het wederzijdse luisteren en spreken.
De moderne mens, het moderne paar leeft in een wereld van spraakverdorring (Ringel), ondanks de explosie van de (tele)communicatiemedia. Zo is het contrast groot met b.v. het alledaagse, nietszeggende en nietgehoorde gebabbel of gepraat. Dit bereikt nooit het niveau van de echte dialoog: het blijven twee monologen naast elkaar.

De ervaring op een consultatiebureau, met hulpverleners als "beroepsluisteraars", onderstreept ook het grote belang van een goed geoefende zwijgkracht. Bovendien, de gemiddelde mens heeft wél behoefte om te spreken, echter niet altijd om te luisteren. Hoeveel mensen zitten niet urenlang in een overvolle wachtkamer van een arts, die (even) luistert? Helaas worden hier dikwijls die aandacht en toewending afgekocht, die in het relatieleven zo schrijnend worden gemist. Veel partners moeten de samenspraak leren, bijna letterlijk zoals een vreemde taal.
Nochtans, het is niet zo moeilijk de samenspraak tot levendige bloei te laten komen. De regels zijn vrij eenvoudig.

Allereerst zullen partners geregeld tijd vrijmaken, uitsluitend om elkaar te beluisteren. Een à twee avonden per week is geen luxe, noch onmogelijk, vooral wanneer de luidruchtige stoorzender van de TV wordt verbannen. Luisteren is ook die ontvankelijke houding, die de partner altijd toelaat zich uit te spreken. De ene partner weet dus nooit vooraf wat de ander zal zeggen! Gedachten lezen en uitdrukkingen gebruiken als: 'Ben je daar weer met', komen er in feite op neer dat de eigen luisterbereidheid werd uitgeschakeld.

Eigen gevoelens ter sprake brengen vergt veel tijd en (soms ook moeizaam) oefenen, telkens opnieuw. Eigen gevoelens uitspreken of meedelen betekent helemaal niet de ander kwetsen (bijvoorbeeld gevoelens van teleurstelling, angst, kwaadheid).

Kwetsen is zich steeds agressief voor gesprek afsluiten. Woorden voor gevoelens vinden is niet eenvoudig, vooral niet voor mannen. Maar dankzij oefening en geduldig blijven luisteren van een bereidwillige partner slaagt iedereen erin, zelfs een man!

Het kan ook een goede gewoonte zijn, om (aan)klachten te formuleren in een positieve aanmoedigende zin. Zo kunnen partners – niet zonder humor! – oefenen om b.v. geen ontkennende zinnen meer te gebruiken. Ook het afleren van het spreken in de verleden tijd kan een opwindende onderneming zijn, meestal voor beide partners.

De ervaring op een consultatiebureau voor huwelijksproblemen bevestigt – helaas met monotone regelmaat – dat partners, ook na jarenlang samenleven, zo weinig afweten van de echte verlangens en eenvoudige wensen van elkaar. Ook hier ontbreekt het talloze partners aan de vaardigheid om eigen wensen en verwachtingen klaar en duidelijk uit te spreken, en dit zonder dubbelzinnige boodschappen uit te zenden.

In onze moderne maatschappij, waar de contacten steeds anoniemer en vluchtiger worden, is en blijft het dus dé kernopgave voor partners om geoefende spelers in de samenspraak te worden. Slechts door het dagelijks ervaren van het aanspreken blijven zij met elkaar in voeling: in de meest fijngevoelige voeling van het oor, dat hen ook samen in evenwicht houdt. En dit oor is de weg op de tocht, de levenstocht, ook door de moderne woestijn van de spraakverdorring heen. Alleen zó maken partners samen hun leeftocht in het teken van samenhorigheid.

Wij mogen besluiten: de acht zaligheden op weg naar samenhorigheid zijn gegrondvest op een sluitsteen van levenswijsheid: hartstocht is slechts hartstocht als zij wederkerig is; er is geen hartstocht zonder tederheid; zonder tederheid wordt hartstocht leeg, ze wordt gulzige eenzaamheid.

Ook alleenstaanden zullen dus heel attent tijd en ruimte wijden aan samenspraak met vriend(inn)en. De goede gewoonte van geregeld "bijpraten" mag niet bedolven worden onder een té drukke agenda. Het is ook goed met elkaar een minimaal tempo van ontmoetingen (vooraf) vast te leggen, en, zo nodig, bij te sturen, al dan niet met een verfrissende en/of geestrijke drank.

"Woorden zijn rijpe granaatappelen;
zij vallen op aarde en openen zich.
Al het innerlijke wordt naar buiten gekeerd,
de vrucht geeft haar geheim bloot
en toont haar zaad, een nieuw geheim."

Hilde Domin

Geachte Aanwezigen: Hoort toe!

Hoort toe; want ik ga besluiten met het echt belangrijke van dit afscheidscollege: het Dankwoord.

Ik dank de kleuterklas in St. Joris-Winge, waar zuster Christine, tijdens de zwarte oorlogsjaren, mijn geborgenheidsgevoel buiten de veilige thuis blij en bestendig uitbreidde.

Ik dank het dorpsschooltje in St. Joris-Winge, waar de dorpsonderwijzer in schrale oorlogsjaren ons onderwees in de schoonheid van de natuur, terwijl hij ons leerde tekenen.

Ik dank het St. Pieterscollege te Leuven, waar enkele priesters-leraars een nieuwsgierige dorpsjongen overtuigden dat meer mens worden alleen gelukt binnen de harmonie van wetenschap en cultuur.

Ik dank mijn geestelijke leider, pater Monden, s.j., pas overleden, die met humor en geduld onvermoeibaar ruim vijftig jaren heeft gepoogd mij te bevrijden van ingeboren jezuïetenstreken.

Ik dank de Katholieke Universiteit van Leuven, die mij, in de traditie van de middeleeuwse septem artes liberales, de vervulling schonk van mijn dromen, midden de rijkdom van wetenschap, cultuur en spiritualiteit.

Deze rijkdom mocht ik onuitputtelijk genieten: eerst als student (van 1955 tot 1968) nadien als lid van het K.U.L.-personeel.
De academische vrijheid van de KUL gaf mij de "vrijheid om te dwalen" (rector Piet De Somer bij het pausbezoek), met de nieuwsgierigheid van een kind.

Ik dank vooral mijn leermeester in de psychiatrie, Prof. Dr. Gerard Buyse, hier aanwezig, mijn voorbeeld voor het leven van een bezielende mensenliefde en van een klinische scherpzinnigheid. Mijn enthousiasme voor de gynaecologische psychosomatiek en de seksuologie bleef hij steeds aanmoedigen en inspireren, in vrijheid en tolerantie.

Ik dank Prof. Dr. Renaer, de eigenlijke stichter van de psychosomatische gynaecologie en verloskunde in Leuven, die mij met onkreukbare grootmoedigheid alle klinisch-wetenschappelijke ontplooiingsmogelijkheden heeft geschonken. Hij behoort ook tot de stichters van het Instituut voor familiale en seksuologische Wetenschappen.

Ik dank het leven voor de ontmoetingen met Jacques Lacan (Parijs), Jacques Schotte (Leuven) en Lipot Szondi (Zurich), die elk met hun typische genialiteit mijn klinische werkzaamheid diepgang schonken, soms op surrealistische wijze.

Ik dank het leven voor de ontmoetingen met Jean Reboul (Montpellier), Peter Petersen (Hannover), Rosario Graciela Olivares (Lima), die, elk op hun typisch creatieve wijze, mij ontvankelijk maakten voor therapie als kunst en kunst als therapie.
Ook Hans Giese (Hamburg) en Thure von Uexkull (Freiburg im Breisgau) nemen in dit Dankwoord een blijvende plaats in.

Ik dank de Faculteit Geneeskunde, waar ik mocht studeren en arbeiden, bijna een halve eeuw lang, met intense arbeidsvreugde, met de verwondering over het mysterie van het leven, van het mens zijn. Ik dank deze

Faculteit ook om de tegenwind, die ik vanaf de jaren ’80 ruim één deca(an)de lang mocht ervaren. Deze jarenlange stugge tegenwind in Leuven – als een wonder van Gods werk! – zorgde voor een gunstige thermiek, die mij toeliet in het Europese ruim een vlucht te nemen, waarvan ik niet had durven dromen.
Zo werd mij, omwille van mijn inzet voor de gynaecologische psychosomatiek in Europees perspectief, het ereburgerschap van Montpellier aangeboden, met de eremedaille van de universiteit van Montpellier, na Rome één der oudste universiteiten van Europa.
N.a.v. de viering voor 600 jaren Karl-Ruprecht Universiteit van Heidelberg in 1986 werd ik gevraagd in de feestelijke jaarcyclus van wetenschappelijke lezingen: "*Zukunft der Wissenschaften*" de (gynaecologische) psychosomatiek te behandelen als een model van de geneeskunde met toekomst. Dit was ongetwijfeld een hoogtepunt van mijn internationaal spreken, en dit juist tijdens de "Leuvense stilte".

Ik dank het Instituut voor Familiale en Seksuologische Wetenschappen, waarin zowel de collega's professoren als de studenten mij de rijkdom van de interdisciplinaire dialoog lieten proeven, jaar in jaar uit. Hierbij lieten de studenten van het Engelstalige programma, uit alle continenten der aarde aangereisd, mij de wijdse ruimte van de menselijke geest ervaren, over alle oceanen heen.
Met het Instituut voor Familiale en Seksuologische Wetenschappen dank ik ook de Vlaamse Vereniging voor Seksuologie, die samen hebben bijgedragen tot deze emeritaatsviering, met de charme van enig gedruis. Als medestichter van de Vlaamse Vereniging voor Seksuologie blijft het mijn hoop in de toekomst mij terug intenser te mogen wijden aan de uitbouw van deze Vereniging, zodat zij in het Europese landschap terecht een voortrekkersrol kan vervullen.

Mijn bijzondere dank gaat ook naar de collega's en oud-studenten van het Instituut, die het Liber Amicorum gestalte gaven, met een waaier van bijdragen: een kleurige garve van interdisciplinariteit.

Ik dank de Faculteit Psychologie en Pedagogische Wetenschappen en de School voor Criminologische Wetenschappen, waar ik mij decaden lang steeds gastvrij ontvangen heb gevoeld en de interdisciplinaire dialoog rijkelijk mocht genieten in wederzijds respect.
Bijzondere dank ook aan de farmaceutische firma's, die diskreet zoals reeds dikwijls in het verleden, ook dit afscheidscollege materieel steunden: Janssen-Cilag, Lundbeck, Organon, Pfizer, Glaxo SmithKline , Wyeth Lederle.

Ik dank alle medewerk(st)ers – secretariaten inbegrepen – van de Raadpleging: Huwelijk en Gezin, Seksuologie-Gynaecologische Psychosomatiek, die jaar in jaar uit mij de ontdekkingsvreugde van de dialoog en de confrontatie schonken. Zij hielden en houden het vuur brandend van een enthousiaste inzet voor een rehumanisering van de geneeskunde, die in haar vooruitgang steeds technisch eenzijdiger dreigt te worden. Zij bezielden en bezielen steeds opnieuw mijn therapeutische bedrijvigheid met de kracht van een therapeutische Eros, vooral in tijden, waar het donker kan worden.

Ik dank collega's, verpleegkundigen, sociale assistenten en kinesisten van de dienst Gynaecologie en Verloskunde en van de dienst Psychiatrie voor de jarenlange vreugde van een bezielde samenwerking: een prachtig quilt door de contrasterende kleuren van zeer verschillende karakters en talenten.

Ik dank de patiënten en paren, die mij gedurende veertig jaar het geschenk van hun vertrouwen bleven aanbieden, ook ondanks diepe verwondingen, zodat ik hen naar best vermogen een tijdlang mocht vergezellen op de weg naar hun heil.

Ik dank in diepe stilte die patiënten, die ondanks hun moedige inzet en strijd om echt te leven, de kwaadaardige aandoening, hetzij lichamelijk, hetzij psychisch, niet vermochten te overleven en mij in de dood zijn voorafgegaan. In de geduldige begeleiding van een uiterlijk hopeloze strijd leerden zij mij de grootste Levenswijsheid.

Het blijft mijn hoop dat ik als persoon steeds beter erin gelukte de boodschap, waarin zij steeds duidelijker het woord namen, te laten doorklinken (personare).
Ich bedanke mich sehr bei der anwesenden Delegation der Professoren aus Deutschland und Österreich. Sie sind zum Teil von weit angereist: aus Freiburg, Hannover, Aachen, Kiel und Innsbruck.
Es freut mich besonders, dass wichtige Mitgestalter und Freunde aus der gynäkologischen Psychosomatik und der Sexualmedizin als Togati diese Feier mittragen.
Egalement, j'y tiens à remercier vivement mes collègues et mes ami(e)s francophones de l'Université Catholique de Louvain-la-Neuve et de Luxembourg.

*

* *

Ik dank mijn goede ouders, die mij de genade van dit leven schonken: mijn rechtschapen vader, hier aanwezig, die mijn werklust aanwakkerde met de lachende humor van de levensernst; en vooral mijn lieve moeder, die mij zingend de moedertaal leerde, tweevoudig: die der woorden, die zonder woorden.

Ik dank mijn vier broers en vier zussen, die mij de vreugde van het delen leerden.

Dankbaar blijf ik de vrouwen, die de moeders van onze kinderen werden. Doorheen de wendingen van mijn levensloop leerden ze mij ook dat vreugde onthulde smart is.

Ik dank de acht kinderen, voor wie ik vader mag zijn: zij blijven de acht zaligheden van mijn aards bestaan en bron van telkens weer opspringende vreugde en levenslust, vooral wanneer golven van verdriet hun vrachten neerslaan.

Bij deze acht zaligheden voegt zich nog het geschenk van het grootouderschap: een opspringende vreugde, die zich regeneert, reeds drievoudig, in drie kleinkinderen. Daarom is mijn duitstalig boek, n.a.v. dit afscheidscollege zopas gepubliceerd: "*Therapie als Begegnungskunst*", opgedragen aan onze kleinzoon Felix, wiens levensopdracht in zijn prachtnaam is vastgelegd.

Tenslotte verwijlt mijn dankbaarheid bij Michaela, mijn levend huis op aarde, die mij dagelijks de genade schenkt om mijn levensreis bezield en enthousiast voort te zetten en te voltooien. U weet allen: aan de overzijde van de begrenzingen van dit Dankwoord blijven er ruimten, wijdser en inniger, om deze levensgrote dankbaarheid te beleven met woord en daad.

*

* *

U allen hier aanwezig dank ik voor het geschenk van deze ontmoeting: zij bevestigt zo levendig Martin Bubers uitspraak:

> "Het echte Leven is ontmoeting".

En ik moge eraan toevoegen: elke werkzame therapie is ontmoetingsarbeid: een kunstwerk van ontmoeting.
Ik heb gezegd.

INTERLUDIUM – 11 MEI 2002

Geachte aanwezigen,

Voor vrijwel ieder van U ben ik een onbekende, en omdat het ook voor Professor Nijs een verrassing moest blijven dat ik hier even het woord zou nemen, staat dit al evenmin op Uw uitnodiging vermeld.
Ik verklaar dus maar meteen wat de bedoeling is, en waarom.

Vandaag wordt Professor Nijs gehuldigd voor zijn hele academische carrière. Eén welbepaald aspect daarvan, nl. de deskundige en vooral toegewijde manier, waarop hij zich jarenlang heeft ingezet voor de vele patiënten, die een beroep op hem deden, verdient m.i. niet enkel een aparte vermelding op zijn ongetwijfeld op zich al schitterend palmares, het mag bovendien wel eens extra in het licht van de schijnwerpers worden geplaatst.
Ik was één van die patiënten, en hoewel ik de anderen uiteraard niet persoonlijk ken, ben ik er zeker van dat zij het niet meer dan terecht zouden vinden dat op zijn minst één iemand, hier en nu, en in naam van die hele groep, onze erkentelijkheid en dankbaarheid zou betuigen.

Natuurlijk is het maar goed dat er wel meer bekwame therapeuten zijn, en een aantal uitstekende medewerkers en opvolgers heeft Professor Nijs allicht zelf opgeleid.
Toch heb ik gaandeweg en tijdens mijn eigen therapie ontdekt, dat hij zich op een heel aparte en bijzondere manier van de 'goede' anderen onderscheidt en ze zelfs overstijgt. Als geen ander en op bijna onnavolgbare

wijze slaagt hij er immers in om aan de ontmoeting tussen arts en patiënt een extra dimensie te geven. Een meerwaarde die soms zo subtiel is, dat ze moeilijk in woorden te vatten valt, al wil ik het wel proberen.

Wat mij bij Professor Nijs het meest getroffen heeft, is wat ik zelf als 'de kwaliteit van en in zijn aanwezigheid ' zou omschrijven.
Het spreekt voor zich dat je als patiënt in de eerste plaats verwacht dat een psychiater of evt. psycholoog zijn of haar vak terdege kent. De ervaring leert echter, dat dat geenszins volstaat, want zelfs een intellectueel briljante therapeut, die dat andere fundament – de gevoelsfactor – miskent, verwaarloost of negeert, legt een aanzienlijke hypotheek op het verloop en de kansen van een therapie.
Het is vooral vanuit dat perspectief, dat ik de raadpleging bij Professor Nijs als een echte weldaad heb ervaren. Interesse, betrokkenheid en begrip werden niet met therapeutische bedoelingen gegéven; ze wáren er.

En terwijl voor en bij hem 'het weten', 'het doen' en 'het zijn' een complementaire eenheid vormden, was voor mij als patiënt alleen de méns in de professor herkenbaar. Dat werkte helend, rustgevend, en soms zelfs ontwapenend. Zeker in fases, waarin je helemaal vastzit in wanhoop, problemen en verdriet, ben je immers al snel geneigd om – vanuit die onmacht – behoorlijk veeleisend te worden. De onvermijdelijke grenzen van tijd en aandacht worden dan als onverschilligheid of persoonlijke afwijzing geïnterpreteerd, met alle daarmee gepaard gaande weerstand en verwijten.
Het zijn gevoelens, waarmee ook ik werd geconfronteerd, zelfs bij Professor Nijs. Toch stelde de even warme als vastberaden wijze, waarop hij met mijn soms onredelijke of onrealistische verwachtingen omging, mij in staat om de frustratie en de eventuele teleurstelling te aanvaarden en om in alle sereniteit verder te gaan.

Met gesprekken, die leidden tot verwerking, evenwicht en groei bijvoorbeeld.

Waarbij ik niet alleen geleidelijk aan ging beseffen dat ik mijn mening over zin en nut van therapie in het algemeen moest herzien, maar met nog grotere verbazing vaststelde hoe totaal, ingrijpend en blijvend de intrinsieke kwaliteit van de begeleiding bleek te zijn.
Toen ik bij Professor Nijs terecht kwam, zaten namelijk zowel mijn vertrouwen – in wie of wat dan ook – als mijn motivatie op een absoluut dieptepunt.
Ik was er bovendien van overtuigd dat mij nog de keuze restte tussen twee opties: dood of in de goot – en met die goot bedoel ik dan, wat men in medische kringen een draaideurpatiënt noemt.
Maar tot mijn eigen grote verwondering opende de therapie – zij het zeker niet direct of zonder pijn of moeite – toch de deur naar een verrassend aangenaam leven. Er was zelfs meer, want haast ongemerkt was mijn hele gedachtenpatroon zo veranderd en geëvolueerd, dat ik met de rigide, zelfzuchtige en kromme denkbeelden, die mij waarschijnlijk al sedert mijn vroege jeugd in hun greep hadden, volwassener, soepeler en ruimhartiger kon omgaan.
Het was mijn eigen echtgenoot – en wie hem kent, weet dat hij een heel wijs en verstandig man is – die daarvoor een even simpele als allesomvattende verklaring gaf. Dat is toch logisch, zei hij, een goede psychiater is in de eerste plaats een goed mens!
Meteen begreep ik, wat ik bijna onbewust had waargenomen en gevoeld. Voortdurend en onvoorwaardelijk had ik de ruimte gekregen om over elk denkbaar onderwerp ongeremd te praten. En zelfs als het thema helemaal los stond van mijn ziekte of trauma's, luisterde mijn therapeut met dezelfde openheid en belangstelling. Zijn eigen visie of mening gaf hij daarbij nooit, en hij onthield zich ook consequent van elke be- of veroordeling.

Terugblikkend weet ik nu, dat zowel het altruïsme, als de morele en menselijke waarden, die gedurende die vele sessies altijd en a.h.w. bijna tastbaar in de spreekkamer en zeker in de persoon van Professor Nijs aanwezig waren, zich zo sterk in en op mij hebben geënt, dat ze nog altijd, meer dan tien jaar later, een levende, waardevolle en verrijkende plaats hebben in mijn denken en mijn zijn.

Sta mij toe om afsluitend nog op het volgende te wijzen.
Een patiënt leeft niet op een eiland.
Zelf heb ik een man en twee kinderen en het was voor hen dikwijls een ware beproeving om jarenlang met een zwaar depressieve – en soms echt gestoorde – partner en moeder geconfronteerd te worden. Het slagen van mijn therapie gaf ook hen eindelijk de nodige ademruimte, waardoor meteen vier mensen weer een toekomst kregen die ze, zowel als individu als samen, verder konden uitbouwen.

Dus Professor, niet alleen in naam van mezelf, maar van al uw patiënten en hun dierbaren – bedankt!

A. Adams

Een Leven Lang (verschenen in de Campuskrant jg. 13, nr. 13, 30 mei 2002)

Seksuoloog Piet Nijs

"DE EROTISCHE ZIEL LAAT ZICH NIET AAN BANDEN LEGGEN DOOR DE REDE"

Wouter Verbeylen

Tijdens mijn studie geneeskunde is het woord 'seks' nooit gevallen. Reproductie en voortplanting, dààr ging het over – uiteraard enkel in de technische betekenis. "Tijden veranderen, daar hoef je seksuoloog en psychiater Piet Nijs niet van te overtuigen. Hij heeft de evolutie meegemaakt van de introductie van de pil naar een tijd waarin seks geen taboe meer lijkt, maar intimiteit des te meer. Op 11 mei gaf hij in de aula Pieter De Somer zijn afscheidscollege voor bijna 600 toehoorders. Voor Campuskrant laat Nijs een laatste keer zijn blik dwalen over zijn carrière.

"Ik had handige vingers," zegt Piet Nijs, "ik was ook graag chirurg geworden. Maar ik had voor geneeskunde gekozen uit bewondering voor missiedokters, voor mensen als dokter Schweitzer – ik had vooral interesse voor de menselijke kant van het vak. Dus kwam ik bij psychiatrie en seksuologie terecht."

"Toen ik begon op de Afdeling Gynaecologie en Verloskunde – het Instituut voor Familiale en Seksuologische Wetenschappen werd pas in '61 opgericht – kregen we nog geen koppels over de vloer, enkel vrouwen. De partner stond er nog letterlijk in de weg: in het lokaal was zelfs geen stoel voorhanden. Het eerste wat we dus gedaan hebben is een paar stoelen plaatsen, om toch enigszins een gesprekssituatie te creëren. Dat was hoognodig, want contraceptieproblemen waren vaak slechts een visitekaartje voor relatieproblemen."

"Het was de tijd van de doorbraak van de anticonceptiepil. De eerste jaren ging dat niet echt vlot: vaak zagen we vrouwen een tijdje na hun consultatie terug op de prenatale raadpleging. Het gebruik van de pil werd toen grotendeels 'gesaboteerd' door de psychologische aspecten ervan. Ik heb daar dan een boekje over geschreven, dat toevallig een maand vóór de encycliek Humanae Vitae verscheen, waarin technische contraceptie werd verboden. De eerste druk van het boekje was dan ook meteen uitverkocht. Op één winter ben ik toen 45 avonden over anticonceptie gaan spreken met huisartsen overal te lande."

"Ik heb de hele evolutie in contraceptie meegemaakt: eerst moest er voor de pil een medische indicatie zijn – het was tenslotte een medicijn -, daarna een medisch-psychiatrische, dan een psychologische – men had 'te veel kinderen om te dragen', – en ten slotte de vrije keuze. En toen die strijd eenmaal gestreden was, kwam het debat over sterilisatie op gang, want je kon die pil toch niet blijven nemen? In de jaren '80 volgde dan het abortusdebat, en de discussie over kunstmatige inseminatie."

"Natuurlijk was er heel wat weerstand tegen sommige evoluties, ook binnen de universiteit, maar we namen nooit onbesuisd beslissingen. Met de patiënt moest er altijd een informed consent zijn, en met de professoren hadden we een denkgroep die maandelijks bijeenkwam om de hete hangijzers te bespreken. En binnen de universiteit hadden we altijd wel een paar steunpilaren, zoals de professoren Dondeyne en Janssens. Door die tegenstand werden we trouwens gedwongen om verantwoord te werk te gaan, en om dieper na te denken. Neem nu die beruchte encycliek Humanae Vitae: die wordt altijd zo strikt, zo natuur-biologisch geïnterpreteerd, terwijl in de titel alleen al, 'Het menselijk leven', een prachtige liefdesklank schuilt."

Seksuele intelligentie

"Vandaag de dag rust er geen taboe meer op seksualiteit. Er wordt meer gepráát over seks en erotiek, dat staat vast. Maar voor mij telt enkel de kwaliteit van dat praten. Seks mag dan wel in de openbaarheid gebracht zijn, maar tegelijk heeft de dictatuur van de massamedia in de praktijk bijna geleid tot een verbod op intimiteit. Eén van de grote schuldigen daarvoor is het elektronische tijdperk van het seksuele, dat begin jaren '80 aanbrak: eerst deed de video zijn intrede, later het internet. Daardoor kwam seksuele agressie veel meer aan de oppervlakte, ook in België, met kinderporno enzo. Nee, seks lijkt nu misschien meer bespreekbaar, maar de problemen zijn dezelfde gebleven: hooguit is de pathologie verlegd van de mens naar het hele systeem. De essentiële taal van het lichaam is een intieme, woordenloze taal, en vooral: een geweldloze taal."

"Men denkt nu ook te gemakkelijk: we hebben onze seksuele revolutie al gehad, dertig jaar geleden. Dat kan zo zijn, maar dan vergeet men wel dat die revolutie slechts voor één generatie heeft plaatsgevonden. En daardoor blijven de nieuwe generaties met al hun vragen in de kou staan."
Vorig najaar kon Vlaanderen zijn seksuele intelligentie testen voor de buis. In een interview met De Standaard becommentarieerde Piet Nijs toen het 'Seksueel Intelligentie Quotiënt'. Zijn besluit was hard: "Seks en rede kun je niet met elkaar in harmonie brengen." "Daarmee bedoelde ik dat de erotische ziel zich niet zomaar aan banden laat leggen door de rede. Partners denken vaak: 'Het moet goed gaan als we hetzelfde bedrijfsmodel delen', maar zo werkt dat dus niet. Erotiek laat zich toch ook niet reduceren tot coïtus-technieken. De menselijke stem bijvoorbeeld is één van de meest erotische uitdrukkingsmiddelen die we hebben. Het gaat om veel meer dan hartstocht en piekervaringen, het gaat om het kompas van het gevoel."
"Ik merk dat velen het noorden kwijt zijn – en niet alleen op seksueel vlak. België staat nu bijna bovenaan in de zelfmoordstatistieken, dat wijst er toch op dat heel wat mensen het moeilijk hebben met de gave om te leven."

Erasmus' erfenis

De laatste tien jaar werkt Piet Nijs vooral met mensen uit contactberoepen: leraars, pedagogen, therapeuten, artsen. "Er is tegenwoordig weinig arbeidsvreugde in die sector, en veel depressies en burnout. De statistieken zijn schrijnend: dertig procent van de Zweedse artsen wil stoppen, dertig procent van de Franse artsen willen hun leidinggevende functie neerleggen. Vele hulpverleners raken 'secundair getraumatiseerd' doordat ze gebombardeerd worden door trauma-verhalen, terwijl het werkmidden hen uitbuit."

"Inmiddels zet ik me vol enthousiasme in voor een nieuwe droom, de Europese Stichting 'Erasmorus'. Je zou die stichting mijn erfenis kunnen noemen. De naam is een samentrekking van Erasmus en Thomas Morus, twee mensen die symbool staan voor vrijheid en verdraagzaamheid, die zich hebben losgevochten uit de wetenschappelijke en religieuze ideologieën van hun tijd. Het zal een 'Therapeuticum Trilingue' worden, een centrum waar je terechtkan voor informatie, vorming én therapie."

"De stichting wil een bescheiden bijdrage leveren tot de vorming van de homo universalis: naast biologische en psychotherapeutische, komen er ook de sociale en culturele aspecten aan bod. Want als je écht meer te weten wil komen over de hedendaagse mens, mag je je niet beperken tot statistieken en simpele chi-kwadraten. Je moet zijn cultuur in heel haar veelzijdigheid bekijken."

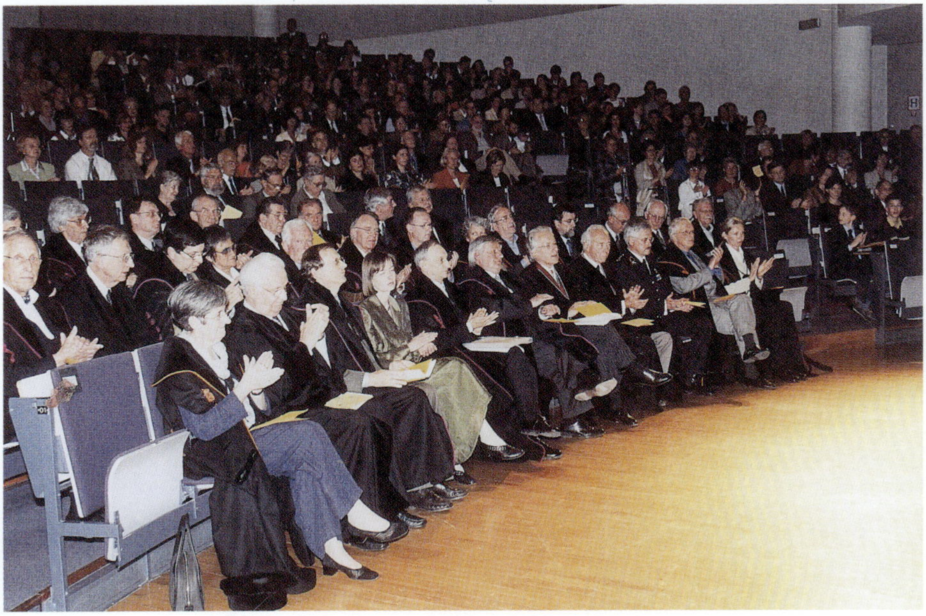

Foto: Jan Jacobs

Afscheidscollege 11 mei 2002: Aula Pieter De Somer.

CURRICULUM VITAE PROF. DR. PIET NIJS

Emeritus Hoogleraar K.U.Leuven
Voormalig kliniekhoofd U.Z. Leuven

Geboren te Tongeren op 7 juni 1937

Gehuwd met Michaela K. Sieh

8 kinderen:
5 dochters
(Maria-Helena, Karlijn-Lucinda, Fransiska, Raphaela en Dorothee)
3 zonen (Michael, Florian en Matthias)

Nationaliteit: Belg

Middelbare Studies: Grieks-Latijnse Humaniora
St. Pieterscollege te Leuven
Eindexamen 1955: Primus

1955 - 1968 : studies aan de K.U.Leuven
- Dr. Genees- Heel- en Verloskunde (1962): Grote Onderscheiding
- Geneesheer-Licentiaat Lichamelijke Opleiding (1962): Grote Onderscheiding
- Licentiaat Familiale en Seksuologische Wetenschappen (1967): Grote Onderscheiding

- Kandidaat Psychologie (1960): Onderscheiding
- Baccalaureus Thomistische Wijsbegeerte (1959): Grote Onderscheiding.

1963 - 1968 : Opleiding tot neuropsychiater

* **1963 – 1965:**

Klinisch assistent Dienst voor Psychiatrie en Psychopathologie Leuven - Lovenjoel (Prof. Dr. C. Rouvroy - Prof. Dr. G. Buyse)

* **1965 - 1968:**

Wetenschappelijk assistent

* **1968:**

Erkenning geneesheer-specialist in de neuropsychiatrie

* **1963 - 1972:**

Psycho-analytische opleiding aan de Belgische School voor Psychoanalyse

* **1972:**

Opleiding Hypnose-therapie (Prof. Dr. D. Langen - Mainz)

* **Zomersemester 1968:**

studieverblijf aan: Institut für Sexualforschung, Freie Universität Hamburg (Prof. Dr. Dr. A. Bürger-Prinz en Prof. Dr. Dr. H. Giese). (Dozentenstipendium von Humboldt-Stiftung)

* **Vanaf oktober 1968:**

Adjunct-kliniekhoofd, Dienst voor Gynaecologie en Verloskunde (Prof. Dr. M. Renaer), U.Z. St. Rafaël, Leuven, Afdeling Huwelijk en Gezin - Seksuologie

* **Vanaf 1969:**

Lector Faculteit Geneeskunde (Instituut voor Familiale en Seksuologische Wetenschappen)

* **1964 - 1975:**

Lesgever Instituut voor Verpleegkunde, St. Elisabeth U.Z. Leuven ("Aanvullingen van Geesteshygiëne") en Verpleegstersschool Salve Mater, Lovenjoel ("Psychopathologie" en "Aanvullingen van Psychiatrie")

* **1968 - 1981:**

Lesgever Hoger Instituut voor Gezinswetenschappen te Brussel ("Psychosomatiek van het geslachtsleven" en "Dynamiek van partnerrelatieconflicten")

* **1971 - 1977:**
  Secretaris van het Instituut voor Familiale en Seksuologische Wetenschappen
* **Sinds 1972:**
  Docent aan de Faculteit Geneeskunde van de K.U.Leuven
* **Sinds 1977:**
  Hoogleraar aan de Faculteit Geneeskunde van de K.U.Leuven
* **Sinds 1978:**
  Kliniekhoofd, U.Z. te Leuven (Universitair Psychiatrisch Centrum)
* **1978 - 1987:**
  Directeur Communicatiecentrum - Lovenjoel
* **Sinds 1987:**
  Lid College van hoogleraren Benelux University
* **Sinds 1989:**
  Permanent Directeur van het Instituut voor Familiale en Seksuologische Wetenschappen
* **Sinds 2002:**
  Emeritus hoogleraar K.U.Leuven

Onderwijsopdracht aan de K.U.Leuven
Titularis van de colleges:
- Basisvaardigheden in de psychorelationele hulpverlening, met practicum.
- Relationele problemen in gezin, huwelijk en seksualiteit: psychologische aspekten
- Seksuele psychologie.
- Familiale en seksuele pedagogiek/Fenomenologie van seksualiteit, huwelijk en gezin.
- Seminarie voor seksuologische studiën.
- Seksuele Psychopathologie
- Stage familiale en seksuologische wetenschappen
- Psychosomatic aspects of human sexuality and reproduction
- Clinical training

Co-titularis van:
- Bijzondere vraagstukken van seksuele psychopathologie (+ Demyttenaere, K.)
- Medische Aspecten van de seksualiteit en de voortplanting (Brosens, I., Steeno, O., Van Assche, F.A., Vereecken, R.)
- Medical aspects of human sexuality and reproduction (+ Brosens, I., Steeno, O., Van Assche, F.A., Vereecken, R.)
- Capita Selecta of Human Sexuality and Reproduction (+ De Fever, M., Nys, H., Schotsmans, P., Van Assche, F.A.)

Lid
- Deutsche Gesellschaft für Sexualforschung
- Gesellschaft für praktische Sexualmedizin. Akademie für Sexualmedizin
- Société Française de Sexologie Clinique
- American College of Sexologists
- European Federation of Sexology
- International Academy of Sex Research
- International Society of Psychosomatic Obstetrics and Gynecology
- Deutsche Gesellschaft für psychosomatische Frauenheilkunde und Geburtshilfe

Stichter (met J. Van Ussel) en eerste voorzitter van Interuniversitair Onderzoekscentrum voor Seksuologie

Stichtend lid en eerste voorzitter van Vereniging voor Seksuologen

Lid : Werkgroep
- Donorinseminatie in de Nederlanden
- Psychosomatische Gynaecologie en Verloskunde

* **1980-1990:**

Executive Committee: International Society of Psychosomatic Obstetrics and Gynaecology

* **Sinds 1985:**
  Executive Committee: European Federation of Sexology
* **1985-1990:**
  vast medewerker aan Fortbildungskurs: Die psychosomatische Sprechstunde des niedergelassenen Arztes (Universitätsfrauenklinik Düsseldorf).
* **Sinds 1978:**
  medewerker aan workshops, seminaries en trainingen in Duitsland, Oostenrijk en Zwitserland (Sexualmedizin; gynäkologische Psychosomatik).
* **1971 - 1981:**
  Nationaal voorzitter van de Federatie van Consultatiebureau's voor Levens- en Gezinsmoeilijkheden.

Lezingen op wetenschappelijke congressen:
Praag, Hamburg, Göttingen, Eindhoven, Utrecht, Londen, Brussel, Leuven, Luxemburg, Amsterdam, Leiden, Brugge, Antwerpen, Gent, San José (Costa Rica), Mainz, Tel Aviv, Parijs, Marburg, Frankfurt, Düsseldorf, Pamplona, Manila, Miami, Lima, Rome, Lilles, Rotterdam, Mexico, Heidelberg, Berlin, Groningen, Hannover, Jerusalem, Keulen, Murnau, Enschede, Dublin, Gailingen, Bremen, Lindau, Montpellier, Mahon, Oberlech, Graz, Melbourne, Raesfeld, Bad Säckingen, Freiburg, Bielefeld, München, Innsbruck, Bern, Kiel, Essen, Osnabrück, Den Haag, Oostende, Lissabon, Linz, Giessen, Miskolc, Bergamo, Limburg, Krefeld, Kos, Limassol, Bonn, Dresden, Loccum, Basel, Zurich, Debrecen, Bad Reichenhall, Stockholm, Limburg (Lahn), Aachen, Nijmegen, Bad Boll.

Voordrachten voor sociale en culturele verenigingen in Vlaanderen over:
Seksualiteit en Partner(keuze)problemen, Familyplanning en Familytherapie. Medewerking aan (in binnen- en buitenland) programma's (Radio en Televisie) over: adoptie, kunstmatige inseminatie, contraceptie, sterilisatie, steriliteit en fertiliteit, (seksuele) relaties en vereenzaming.

Lid van de redactieraad van:

- Tijdschrift voor Psychiatrie (1972-1993)
- Acta Sexuologica
- Sexuologie (Kiel-Innsbruck)
- Sexologies (Paris)
- Revue sexologique/Sexological Review (Quebec)

Medestichter en hoofdredacteur van:

- Leuvense Cahiers voor Seksuologie
- Actualiteiten: Relatie en Seksualiteit

Medestichter en lid van "Editorial Board": Journal of Psychosomatic Obstetrics and Gynaecology

Hoofdredacteur + Prof. Dr. H. Molinski (Düsseldorf) van: Die psychosomatische Sprechstunde" - In: *Journal für Ärzte.* (1985-1990)

Medestichter van: European Federation of Sexology (Geneva) en van European Society of Dance Therapy

Stichter van het 3-jaarlijks "European Symposium on Psychosomatic Obstetrics and Gynaecology"

Medestichter van het Europees zomer-seminarie: Gynaecologische Psychosomatiek te Montpellier (Fr.)

Publicaties:

- ca 500 bijdragen over: Seksualiteit en Partner(keuze)problemen, Family-planning, Family therapy en gesprekstherapie
- een 30-tal boeken

Onderscheidingen

* 1978: medisch-wet. prijs Glaxo voor boek: De Eenzame Samenspelers.
* 1987: ereburger van de stad Montpellier (Fr.).
* 1987: gouden erepenning van de stad Bad Säckinqen (BRD).
* 1989: S.hon.causa Poolse Akademie Wetenschappen (Afd. Seksuologie)
* 2000: gouden erepenning van de stad Kos (Gr.)

BIBLIOGRAPHIE VAN PROF. DR. MED. PIET NIJS

JONCKHEERE, P., NIJS, P.: Conseils pratiques pour les urgences en psychiatrie. *Recipe*, 1965 (24), 7, 367-371.

NIJS P.: Quelques considérations sur les questions: Qui faut-il amener au psychiatre? En quoi consistera son action? *Recipe*, 1965, (24), 7, 379-381.

NIJS P.: Neurose en partnerkeuze. *Verpleg. Gemeenschapszorg*, 1967, 3, 171-179.

NIJS P.: Contraceptie. Medisch-psychologische en psychopathologische aspecten. *Sacerdos*, 1968 (35), 6, 659-672.

NIJS P.: Psychological and psychopathological Evaluation of Oral Contraception. A 4-year follow-up study of a selected group of 111 patients. *Symposium sexuologicum Pragense*. Praag, 1968, 253-256.

NIJS P.: *Orale contraceptie*. Een medisch-psychologische en psychopathologische studie. Leuven. Acco, 1968, 154 p.

NIJS, P., SWINNEN, E.: Sexualiteit en vruchtbaarheid. — In: TRIMBOS et al: *Partners in het leven*. Brussel — Rosendaal, Reinaert, 1969, 62-76.

NIJS P.: Psychogene pijn in de Gynaecologie, *T. Geneesk.*, 1969, 18, 897-903.

NIJS P.: Grondpatronen van de risico's en stoornissen in de sexuele relatievorming. — In: NIJS, P.: *Seksuologie*, Wet. Vereniging Vlaamse Huisartsen, 1969 (27), 38-70.

NIJS P.: Contraceptieve methoden: methoden tot geboortenregeling. — In: *Gezinsplanning*. Brussel, B.G.J.G., 1969, 9-14.

NIJS P.: Psychogener oder exogener Einfluss der Ovulationshemmer auf das Sexualverhalten und die Psychosexualität. Klinische Bemerkungen. *Symposium Deutsche Neurovegetative Gesellschaft*. Göttingen, 1969.

NIJS P.: Partnerproblemen, huwelijks- en gezinsmoeilijkheden. *Universitas*, 1969 (30), 24, 8-11.

NIJS P.: Risico's in de sexuele relatievorming. — In: *Liefde en sexualiteit*. Tielt — Utrecht — Leuven, Lannoo-Wolters, 1970, 120-154.

NIJS P.: Psychosociale aspecten van contraceptie. *Nationaal Symposium Family Planning*, Brussel, 1970, 96-104.

NIJS P.: Pijn — Tandpijn. Beschouwingen van een psychiater-seksuoloog. *Tandheelkundige tijdingen*, 1970, 2, 21-29.

NIJS P.: Psychologische aspecten van contraceptie. Enkele bemerkingen. *Informatiebrochure over menselijke seksualiteit*. Leuven, Acco, 1970, 20-27.

NIJS P.: Psychologische aspekten van zwangerschap en postpartum. *Seminarium Huisartsen*, 1970, 1, 1-7.

NIJS P.: Psycho-sociale aspekten van Gezinsplanning. — In: *Problemen rond seksualiteit en gezinsplanning*. G.R. P.M.O. Turnhout 1970, 2-11.

NIJS P.: Psychogener oder exogener Einfluss der Ovulationshemmer auf das Sexualverhalten und die Psychosexualität. Klinische Bemerkungen. *J. Neuro-Visceral Relations*, Suppl. X, 1971, 444-449.

NIJS P.: Seksualiteit en Gezin. *Kultuurleven*, 1971 (10), 954-964.

NIJS P.: Contraceptie: Risico's en kansen. "*Verpl. Gemeenschapszorg*", 1971, 26-36.

NIJS P.: Omgang met het komende kind. *Mozaïek*, 1971 (3), 11, 5-8.

NIJS P.: Betwiste ethische waarden: Ingrijpen in het leven. — In: DONDEYNE, A. et al., *Gelovend in de wereld*. Antwerpen-Utrecht, Patmos, 1972, 181-197.

NIJS P.: Prenatale omgang met het komende kind. Psychologische aspekten van zwangerschap en bevalling. *Vervolmakingscursus vroedvrouwen.* Brussel, 1972, 11-20; 51-53; 201-208.
NIJS P.: Donor Inseminatie. (Sociaal)psychologische aspecten: *T. Geneesk.*, 1972, 23, 1540-1546.
NIJS P.: Seksualiteit en Gezin. — In: *Gezin contra Gezin*, Antwerpen-Utrecht, De Nederlandsche Boekhandel, 1972, 78-90.
NIJS P.: Psychosomatische Aspekte der oralen Antikonzeption. *Beiträge zur Sexualforschung.* Heft 50. Bürger-Prinz, H. en Giese, H. (Hrsg.) Stuttgart, F. Enke Verlag, 1972, 117 p.
NIJS P.: De vraag naar de zin en de waanzin. Het existentiële drama van de mens. *Kultuurleven*, 1972, (39) 5, 480-483.
NIJS P.: De neurotische kwetsbaarheid van de moderne mens. *Actuele Problemen.* Postuniversitair centrum Limburg, 1972, 51-71.
NIJS P.: Huwelijk en echtscheiding: Risico's en kansen in de seksuele relatievorming. *Sint-Lucas Tijdschrift*, 1972, 3, 8-11.
NIJS P.: Huwelijk en echtscheiding: risico's en kansen in de seksuele relatievorming. — In: HEYLEN, V. (Ed.): *Mislukt Huwelijk en echtscheiding.* Leuven, Universitaire Pers, 1972, 59-73.
NIJS P.: Wat is de inhoud van een gezinsconsultatie? — In: *Gezinsconsultatie*, Brugge, 1973, 23-31.
NIJS P.: Abortus. Sociaal-psychologische Aspekten. *Belg. Bond Geesteshyg.*, 1973, 23-35.
DUMON, W., NIJS, P., ROUFFA, L., STEENO, O., Donor Insemination: A preliminary social and psychological Report. Actes Colloque Internat. Sexologie. *Insemination artificielle et reproduction humaine.* Leuven, 1973, 25-35.
NIJS P.: Problemen rond het infertiele echtpaar. *Kultuurleven*, 1973 (40), 449-460.
NIJS P.: Definitieve contraceptie van het echtpaar. *T. Geneesk.*, 1973 (16), 859-864.
NIJS P.: Gezinsdynamiek. — In: *Geest. Gezondheidszorg in België.* Kritiek en perspectieven. Brussel, Stichting J. Renson, 1974, 169-174.
NIJS P.: Psychodynamic Aspects of Oral Contraception. *Medikon*, 1974, (3), 11-19.
NIJS P.: Seksuele functiestoornissen. *Medikon*, 1974 (3), 29-36.
NIJS P.: Parents non mariés. Aspects psychosociaux. — In: *l'Adoption dans une politique d'accueil.* Actes Colloque. Brux. 1973, Leuven Acco, 1974, 29-39.
NIJS P.: Désirer un enfant. *Echanges*, 1974, 115, 2-4.
NIJS P.: Verantwoord ouderschap: op weg naar gelukkig samenleven. — In: Gezinsplanning, vruchtbaarheid en contraceptie. *(Ouders wensen kinderen, kinderen wensen ouders).* Brussel, B.G.J.G. 1974, 7-14.
NIJS P.: De huisarts en de praktijk van anticonceptie. Psychologische Aspekten. In: *Praktische begeleiding van de contraceptie door de huisarts.* W.V.V.H. 1974, 29-59.
NIJS P.: Vereenzaming: kwetsbaarheid van de moderne mens, *Collationes*, 1974, 4, 519-538.
NIJS P.: Vereenzaming: kwetsbaarheid van de moderne mens. — In: *De eenzame mens.* Antwerpen-Brussel, 1974, 5-26.
NIJS, P. & ROUFFA, L.: A.I.D.-Couples: psychological and psychopathological evaluation. *Abstracts* 4th Int. Congress Psychosom. Obst. Gynaec. Israel, 1974, 106-107.
NIJS P.: Enkele strategieën tot contact. *Pro nostris*, 1975, (40), 2, 49-54.
NIJS P.: Zwangerschap: prenatale omgang met het komende kind. *T. Geneesk.*, 1975 (32), 2, 73-79.
NIJS, P. & ROUFFA, L.: A.I.D.-Couples: psychological and psychopathological Evaluation. *Andrologia*, 1975, (7), 3, 187-194.
NIJS P.: *La pilule et la Sexualité.* Mythes et Faits. Leuven, Acco, 1975, 229 p.

NIJS P.: La problématique du couple stérile. *Feuilles familiales*, 1975, 197-216.
NIJS P.: Adoptie- en K.I.D.-echtparen. Een vergelijkend psychologisch onderzoek. *Ann. Vereniging Fertiliteitsstudie*, 1975 (2), 1, 5-6.
NIJS P.: Voorwoord. — In: LAMBRECHTS, G.: *Je lichaam als kans*. Antwerpen-Amsterdam, De Ned. Boekhandel, 1975, 5-9.
NIJS P.: Mens en samenleving nu: (on)kans tot gemeenschap. *Groepsgesprek van de* religieuzen (75), 1976, 5-43.
NIJS P.: Postpartum: psycho-pathologische aspekten. *T. Geneesk.*, 1976, (32), 2, 87-90.
NIJS, P., BEUSEN, L. Zwangerschap: psycho(patho)logische aspekten. *T. Geneesk.*, 1976, 2, 81-86.
NIJS P.: Zwangerschap: prenatale omgang met het komende kind. *Het Kind*, 1976, 1, 29-41.
NIJS P.: Aspects psychosomatiques de l'insémination artificielle. — In: DIEDERICH, N., PUNDEL, J.P. (Eds): *Gynécologie psychosomatique et Sexologie*, Gent, European Press, 1976, 36-47.
NIJS P.: Aspects psychosomatiques de l'insémination artificielle. *Cahiers de sexologie clinique*, 1976, (3), 261-272.
NIJS P.: *Zoals jij lopen er niet zoveel rond*. Tielt-Amsterdam, Lannoo. 1976, 87 p.
NIJS, P., HOPPENBROUWERS, L.: Adoptie- en K.I.D.-echtparen. Een vergelijkend psychologisch onderzoek. *T. Geneesk.*, 1976, (32), 14, 823-827.
NIJS P.: Psychologische aspecten van contraceptie. Enkele bemerkingen. — In: NIJS, P., (Ed.) *Informatiebrochure over menselijke Seksualiteit*, Leuven, Acco, 1976, 21-28.
NIJS, P., BEUSEN, L.: Zwangerschap en postpartum. Psycho(patho)logische aspekten. *Het Kind*, 1976, 2, 85-102.
NIJS, P., Familiale en seksuele pedagogiek. Leuven, Acco, 1976, 162 p.
NIJS P.: DEWACHTER, M ., BROSENS, I., NIJS, P., STEENO, O., VAN ASSCHE, A ., VEREECKEN, R.: *Menselijke vruchtbaarheid en geboortenplanning*. Het paar en zijn begeleidend Team. Brussel, Elsevier Sequoia, 1976, 176 p.
NIJS P.: *De eenzame samenspelers* (3 vol.). Antwerpen-Amsterdam. De Nederlandsche Boekhandel, 1976-1977, 74 p. + 142 p. + 148 p.
VEREECKEN, R., VAN ASSCHE, A., NIJS, P.: Ringsterilisation in men. (letter to the Editor). *Lancet*, 1976, 1406.
NIJS P.: De seksuele ontwikkeling en risiko's in de puberteit. *T. Geneesk.*, 1976, (32), 6, 289-300.
NIJS P.: De seksuele ontwikkeling en risiko's in de puberteit. — In: *Liber Amicorum*. A. Kriekemans, Tielt-Amsterdam, Lannoo, 1976, 239-263.
NIJS, P., ROUFFA, L.: A.I.D.-couples: psychological and psychopathological evaluation. — In: HIRSCH, H. (Ed.): *Psychosomatic medicine in Obstetrics and Gynaecology*. Basel-London-New-York, Karger Verslag, 1976, 222-225.
NIJS P.: Aspects médico-psychologiques de l'Insémination artificielle. *Acta 4th World Congress on Medical Law* (Manila), 1976, A, XIV, 1-10.
NIJS P.: Voorwoord. — In: MOLINSKI, H.: *In blijde verwachting, niet zonder last*. Antwerpen-Amsterdam. De Ned. Boekhandel 1977, 15-19.
NIJS P.: Ten geleide — In: MOLINSKI, H.: *In blijde verwachting, niet zonder last*. Antwerpen-Amsterdam, De Ned. Boekhandel, 1977, 9-13.
NIJS P.: Problemen rond de adoptie. "Mama, waar komen de adoptiekindjes vandaan?" *Kultuurleven*, 1977 (44), 4, 361-366.
HOPPENBROUWERS, L., NIJS, P.,: "Wie zijn zij, die mij adopteren?" *Kultuurleven*, 1977, (44), 5, 420-426.
NIJS, P., HOPPENBROUWERS, L.,:"Le médecin et le couple infertile". *Abstracts 22nd Int. Congr. Gen. Pract.* Marburg, 1977, 28-29.

NIJS P.: Der Arzt und die kontrazeptive Beratung. *Abstracts 22nd Int. Congr. Gen. Pract.* Marburg, 1977, 30.

NIJS, P., HOPPENBROUWERS, L.: Le médecin et le couple infertile. *Schriftenreihe B.P.A.*, 1977, 4, 49-50.

NIJS P.: Der Arzt und die kontrazeptive Beratung. *Schriftenreihe B.P.A.*, 1977, 4, 51-53. *Der Praktische Arzt.*, 1977 (22), 3564-3570.

NIJS, P., HOPPENBROUWERS, L.: Adoption- and A.I.D.-couples. Psychosexual Aspects. *Fertility Sterility*, 1977 (28), 3, 370.

NIJS P.: De neurosen... in verhaal. — In: Hoe reageren op een neurose-cliënt? *Welzijns-kroniek*, 1977, 1-16.

NIJS P.: De seksuele groei en risiko's voor de moderne jeugd. *Sint-Lucas T.*, 1977, 2, 12-29.

NIJS P.: De seksuele ontwikkeling en risiko's in de puberteit. — In: BULCKENS, J. (Ed.): *Opvoeding tot relatie-bekwaamheid.* Antwerpen-Amsterdam, Patmos, 1977, 11-32.

NIJS P.: Ten geleide — In: VAN DROMME, J.: *Bouwstenen voor je geluk.* Tielt, Amsterdam, Lannoo, 1977, 10-11.

VAN ACKER, P. & NIJS, P.: Vereenzaming, een niet erkende sociale ziekte. *T. sociaal welzijn & maatschappelijk werk*, 1977 (4), 4, 130-137.

NIJS P.: De huisarts en het onvruchtbare echtpaar. *T. Geneesk.*, 1977, (33), 19, 1067-1074.

NIJS P.: Reversal of sterilization. Psychological Aspects. *Abstracts 5th Int. Congr. Psychosomatic Obst. Gyn.*, Roma, 1977, 114-115.

NIJS, P., HOPPENBROUWERS, L.: Adoption versus A.I.D. (Artificial Insemination Donorsperm). Psychosexual Aspects. *Abstracts 5th Int. Congr. Psychosomatic Obst. Gyn.*, Roma, 1977, 139-140.

NIJS P.: Dimensies van Ontmoeten. — In: K. DE VOGHT, e.a.: *Met nieuwe ogen.* Antwerpen — Amsterdam, Parmos, 1977, 93-100.

NIJS P.: Wie is te oud voor seksualiteit? *Leuvense Cahiers voor Seksuologie*, 1977, 1, 31-48.

NIJS P.: Enkele sociaal-psychologische aspekten van donorinseminatie. *Leuvense Cahiers voor Seksuologie*, 1977, 2, 24-35.

NIJS, P., HOPPENBROUWERS, L.,: Een kind adopteren of insemineren? *Leuvense Cahiers voor Seksuologie*, 1977, 2, 36-45.

NIJS P.: Réflexions critiques sur les expériences d'un Centre Universitaire de consultations conjugales et sexologiques. *Actes XVIIIe Col. Internat. Sexologie.* Leuven, Int. Centr. Kard. Suenens, 1977, 178-183.

NIJS P.: Ist die extreme Verharmlosung der Masturbation nicht ebenso fragwürdig wie deren Verteufelung ehedem? *Sexualmedizin*, 1977 (6), 12, 1047.

NIJS P.: Aktueel in de Seksuologie (Editoriaal). *Seksuologische aktualiteiten.* 1977, O, 1-2.

NIJS P.: (Huis)arts en seksualiteit: promotor of inhibitor? *Iatrogenese.* W.V.V.H. Antwerpen, 1977, 96-164.

NIJS P.: Teenagerszwangerschap. *Seksuologische Aktualiteiten.* 1978 (1), 1, 24-25

NIJS P.: Voorwoord. — In: CALLAGHER, C.: *Ouders zijn minnaars.* Tielt-Amsterdam, Lannoo, 1978, 11-13.

NIJS P.: Een psychiater in de gynaecologie. Terugblik op een tienjarige ervaring. *T. Psychiat.*, 1978 (20), 106-123.

NIJS P.: Seksuele relatievorming. - In: BROSENS, I. et al.: *Menselijke Fertiliteit,* Leuven, Acco, 1976, 58-79.

NIJS P.: Seksualiteit en menselijke ontmoeting. - In: NIJS, P., (Ed.) *Informatiebrochure: Menselijke Seksualiteit.* Leuven, Acco, 1976, 6-9.

NIJS P.: De goede partnerkeuze. - In: *Informatiebrochure: Menselijke seksualiteit.* Leuven, Acco, 1976, 11-17.

NIJS P.: Verantwoord ouderschap. -In: *Informatiebrochure: Menselijke seksualiteit.* Leuven, Acco, 1976, 21-26.

NIJS P.: Geboortenregeling. Psychologische Aspekten. - In: BROSENS, I. et al.: *Menselijke Fertiliteit,* Leuven, Acco, 1976, 144-172.

NIJS P.: Seksualiteit op middelbare leeftijd en bij bejaarden. - In: DEAULMERIE, N. (Ed.): *Seksualiteit van de wieg tot het graf.* Med. Psych. Trainingsweekend W.V.V.H., Antwerpen, 1976, 70-77.

NIJS P.: De seksuele ontwikkeling en risiko's in de puberteit. - In: *Med. Psych. Trainingsweekend W.V.V.H.*, Antwerpen, 76, 33-47.

NIJS P.: De daad bij het woord. Kanttekeningen rond het Masters en Johnson's fenomeen. *T. Psychiat.*, 1978 (20), 4, 242-257.

NIJS P.: Het huidige gezin: groei of misgroei in onze samenleving? *Kontaktblad V.B.G.B.H.*, 1978 (3), 3, 2-13.

NIJS, P., MERTENS, L.: (On)omkeerbare sterilisatie en (seksualiteits)beleving. *Seksuol. Act.*, 1978 (1), 2, 42-51.

NIJS P.: Kinderwens van een ouderwordend echtpaar in een tweede huwelijk. Psychologische kanttekeningen. *Seksuol. Act.*, 1978 (1), 2, 62-64.

NIJS, P., SMET, J.: De psychoseksuele ontwikkeling van tweelingen. *T. Geneesk.*, 1978 (34), 8, 509-515.

NIJS P.: Seksualiteit op middelbare leeftijd en bij bejaarden. *T. Geneesk.*, 1978, (34), 10, 621-626.

NIJS P.: Ten geleide. - In: KEIRSE, M.: *Zwangerschap, een familiegebeuren.* Antwerpen — Amsterdam, De Ned. Boekhandel, 1978, 9-15.

NIJS P.: Voorwoord. - In: DEHAENE, T., KELLES, F.: *Psychologische Aspekten van de zwangerschap.* C.B.G.S. Rapport 22., Brussel, 1978, VI — VIII.

NIJS, P., MERTENS, L., CORVELEYN, P., MERTENS, M.,: Génotropisme et infertilité. Communication préliminaire. *Acta VIII Coll. Internat. Schicksalsanalyse.* Pamplona, 1978, 139-171.

NIJS, P., HOPPENBROUWERS, L., STEPPE, A.: Psychosexual Aspects of Artificial Insemination. *Abstr. 9th. Congr. Latino-americ. Obst. & Gyn.*, Lima, 1978, 60.

NIJS, P., STEPPE, A., MERTENS, L.: Reversible Sterilization. Psychological Aspects. *Abstr. 9th. Congr. Latino-americ. Obst. & Gyn.*, Lima, 1978, 128.

NIJS P.: Kommentaar op: STEENO, O.: Niet-psychogene potentie-stoornissen. - In: MUSAPH, H. HASPELS, A. (Eds.): *Potentiestoornissen bij de man.* Deventer, Van Loghum Slaterus (Medisch-seksuologische Monografieën), 1978, 58-61.

NIJS P.: Antwoord op vragen. *Kontaktblad V.B.G.B.H.*, 1978 (4), 1, 15-16.

NIJS P.: Psychological Aspects of Reversal of Sterilization. - In: BROSENS, I., WINSTON, R (Eds): *Reversibility of Female Sterilization.* London-New-York, Acad. Press. Grun & Stratton, 1978, 167-174.

NIJS, P., STEPPE, A.: Masters and Jonhnson's sex therapy: (anti-)psychotherapy? A historical and methodological Analysis. *Abstr. III Int. Congr. Med. Sexology.* Roma, 1978, 337.

MOLINSKI, H., NIJS, P., BEUSEN, L., DMOCH, W. HÖFFKEN, K.-D.: Molinski's Modification of the Masters and Johnson's therapy. *Abstr. III, Congr. Med. Sexology.* Roma, 338.

NIJS P.: A psychiatrist-sexologist in a gynaecological clinic. A 10-year activity review. *Abstr. III Int. Congr. Med. Sexology.* Roma, 1978, 336.

NIJS, P., CHRISTIAENS, M.,: Voorwoord - In: *Nieuwe vormen van seksuele therapie.* (Leuvense Cahiers voor Seksuologie, Vol. 3) Antwerpen, De Ned. Boekhandel, 1978, 7-8.

NIJS P.: De daad bij het woord. Kanttekeningen bij het "Masters en Johnson fenomeen". -In: NIJS, P., CHRISTIAENS, M. (Eds): *Nieuwe vormen van seksuele therapie.* (Leuvense Cahiers voor Seksuologie, Vol. 3), Antwerpen, De Ned. Boekhandel, 1978, 100-121.

NIJS, P., STEPPE, A.: Interventie en follow-up van de suicidale patiënt. *Verpleegk. Gemeenschapszorg,* 1978, 5, 329-346.
NIJS P.: Wohnstruktur, zwischenmenschliche Erfahrung und Kommunikation. - In: MEISENHEIMER :*Innenraum: ein architektonisches Urphänomen.* Düsseldorf, Fachhochschule, 1978, 12-14.
NIJS P.: "Stijf van de schrik". Over angst en seksualiteit. *Huisarts nu.* 1978 (7), 8, 231-232.
NIJS P.: De moderne dokter in gesprek met de patiënt. *T. Geneesk.* 1978 (34), 13, 827-830.
NIJS P.: Suikerziekte en Seksualiteit. *BVS Nieuws,* 1978 (21), 6, 3-8.
NIJS P.: Arzt, Patient und Pille. Gedanken zur Medikation. *Sexualmedizin,* 1978 (7), 10, 794-799.
NIJS P.: Afwijkende seksbeleving en -behandeling. *T. Geneesk.,* 1979 (35), I, 11-19.
NIJS, P., STEPPE, A.,: Suicidale patiënt: krachtlijnen in verband met de behandeling. *Belg. med. Act.,* 1979 (2), 3, 7.
NIJS P.: Angst voor de zwangerschap. *Belg. med. Act.* 1979 (2), 4, II.
NIJS P.: Wohnstruktur, zwischenmenschliche Erfahrung und Kommunikation. *Bauwelt* 1979 (10), 5, 164-165.
NIJS P.: Arzt, Patient, Pille. *Sexualmedizin,* (Österreich), 1979 (2), 2, 50-57.; *Sexualmedizin,* (Schweiz), 1979 (2), I, 58-63.
NIJS P.: De wereld van de seksualiteit (eindelijk) in kaart gebracht? *Seksuol. Act.,* 1979 (2), 1, 20-21.
NIJS P.: Kinderen, geboren uit verschillende ouders. *Seksuol. Act.,* 1979 (2), 1, 26-28.
NIJS P.: Voorwoord. — In: DREESEN, J., DE MULDER, W.: *Een kind is wat het is.* Antwerpen-Amsterdam. De Ned. Boekhandel, 1979, 5-6.
NIJS P.: Psychologische begeleiding van zwangeren. — In: *Bijscholing Huisartsen* (Ac. Centr. Huisartsgeneesk.) 1979, 3. 1-19.
NIJS P.: Redactioneel. *T. Psychiatrie,* 1979 (21), 7-8, 401-403.
NIJS, P., STEPPE, A.: Leven en samenleven na borstamputatie. *T. Geneesk.* 1979 (35) 16, 1013-1024.
NIJS, P., STEENO, O., STEPPE, A.: Evaluation of A.I.D. (married) donors: medical and psychological aspects. A preliminary Report. *Abstr. Int. Symposium Human Artificial Insemination and Semen Preservation.* Paris, 1979, 14.
RENAER, M., VERTOMMEN, H., NIJS, P., WAGEMANS, L., VAN HEMELRYCK, T.: Psychological Aspects of Chronic Pelvic Pain in Women. *Am. J. Obstetr. Gynecol.,* 1979 (134), 1, 75-80.
NIJS, P., STEPPE, A.: De suicidale patiënt: opvang en begeleiding. *Bijscholing Huisartsen* (Ac. Centrum Huisartsgeneesk.), 1979, I, 1-13.
NIJS, P., STEPPE, A.: De huisarts en de gemaskeerde depressie. *Bijscholing Huisartsen* (Ac. Centrum Huisartsgeneesk.), 1979, 4, 1-6.
NIJS, P., VANDENBERGHE-DEVRIENDT, M. (Eds): *Het kind en zijn seksualiteit.* (Leuvense Cahiers voor Seksuologie, nr 5). Amsterdam-Antwerpen, De Ned. Boekhandel 1979, 119 p.
NIJS P.: Levensvragen. — In: BOLLAERTS, R.: *Voor mensen met vragen.* Leuven, Centrum Mensen met vragen, 1979, 5-7.
HÖFFKEN, K-D, BEUSEN, L., DMOCH, W., MOLINSKI, H., NIJS, P.: Therapie funktioneller Sexualstörungen. *Abstrakt Kongress Allgemeine Ärztliche Gesellschaft für Psychotherapie & Deutsche Gesellschaft für Psychotherapie, Psychosomatik und Tiefenpsychologie.* Hannover, 1979, 19.
NIJS P.: *Zolang er leven is.* St. Niklaas, Danthe, 1979, 208 p.
NIJS P.: Psychosexuele problematiek. *Belg. Med. Act.,* 1979, 14, 2, 18.

NIJS, P., BOGAERTS, F.: Adaptation of the Masters & Johnson's Sex Therapy in a Gynecological Department. *Abstracts V Annual Meeting Int. Academy Sex Research.* Praag, 1979, 19.

NIJS P.: De seksuologie viert feest: bij een drievoudig lustrum. *Seksuolog. Act.*, 1979 (2), 3, 65-66.

NIJS P.: "Eerst de harteklop horen: dan 'n foto van ons kind op komst...". Psychologische kanttekeningen. *Seksuolog. Act.*, 1979 (2), 3, 83-86.

NIJS P.: *(Tegen)stromingen in de Seksuologie.* Leuven, Acco, 1979, 94 p.

NIJS, P., STEPPE, A.: De huisarts en de gemaskeerde depressie. *T. Geneesk.*, 1980 (36), 4, 223-226.

NIJS, P.: De vrouw in de menopauze. *Belg. Med. Act.*, 1980 (3), 22, 18.

NIJS, P.: Psychosociale aspecten van de zwangerschapsbegeleiding — In: *Zwangerschapsbegeleiding.* W.V.V.H. en Min. Volksgez. en Gezin. Brussel, 1980, 45-51.

NIJS, P., STEPPE, A.: Der Arzt und das infertile Ehepaar. *Therapiewoche.* 1980 (30), 692-695.

NIJS, P.: De vrouw in de menopauze. Behandeling en begeleiding. *T. Geneesk.*, 1980 (36), 24, 1443-1448.

NIJS, P., MERTENS, L.: (On)omkeerbare sterilisatie en (seksualiteits)beleving. *Verpleegk. en Gemeenschapszorg,* 1980, 4, 295-301.

NIJS, P., STEPPE, A.: De suicidale patiënt: opvang en begeleiding. *Vervolmakingscyclus voor verzekeringsgeneeskunde,* 1980 (18), 52-63.

NIJS, P.: Entendre les battements de coeur. *Nouvelles Feuilles Familiales,* 1980, 4, 33-39.

STEPPE, A., NIJS, P.: De baring: beleving door de vrouw. *B.M.A.* 1980 (3), 35, 10-11.

NIJS, P.: Redactioneel. *T. Psychiatrie,* 1980 (22), 7-8, 423-424.

NIJS, P.: Sekstherapie en Gezinstherapie: vriend of vijand? *Seksuolog. Act.*, 1980 (3), 2, 43-50.

NIJS, P.: Spijt na sterilisatie. *Seksuolog. Act.* 1980 (3), 1, 20-22.

NIJS, P.: Van die onwerkelijke geboorte, van die werkelijke bevalling, verlos ons Heer! — In: VAN CAMPENHOUT, M., BAETS, F.C. (Eds): *Strategie van de (pre)natale ervaring.* Antwerpen, Soethoudt. 1980, 97-118.

NIJS, P.: Woord vooraf — In: MILSTEN, R.: *De man en zijn Seksualiteit.* Antwerpen-Amsterdam. De Ned. Boekhandel. 1980, 9-11.

NIJS, P., STEENO, O., STEPPE, A.: Evaluation of A.I.D. Donors: Medical and Psychological Aspects. A preliminary Report. — In: DAVID, G., PRICE, W. (Eds): *Human Artificial Insemination and Semen Preservation.* New-York — London, Plenum Press, 1980, 453-459.

LUYENS, M., VANSTEENWEGEN, A., NIJS, P.: Ervaringen met de behandeling van seksuele dysfuncties bij de man. *T. Geneeskunde,* 1980, (36), 12, 735-740.

LUYENS, M., VANSTEENWEGEN, A., NIJS, P.: Ervaringen met de behandeling van seksuele dysfuncties bij de vrouw. *T. Geneeskunde.* 1980, (36), 12, 727-733.

NIJS, P.: Seksualiteit als opgave. *Welzijnsgids.* Antwerpen. Wet. uitg. 1980, 3, 1-10.

RENAER, M. (in collab. P. NIJS, A. VAN ASSCHE, H. VERTOMMEN): Chronic pelvic Pain without obvious Pathology in Women. *Europ. J. Obstet. Gynec. reprod. Biol.* 1980 (10), 6, 415-463.

DEWACHTER, A.M. & NIJS, P.: La morale des jeunes, partition unique. *Cahiers de Bioéthique* (Québec), 1980, 3, 287-301.

NIJS, P., STEPPE, A.: De spijtoptante na Sterilisatie. *Ned. T. Geneesk.*, 1980 (124), 36, 1527.

NIJS, P., STEENO, O., STEPPE, A.: Evaluatie van donors (echtparen) voor donorinseminatie: medisch-psychologische aspekten. *T. Geneesk.*, 1980 (36), 11, 685-689.

NIJS, P., MOLINSKI, H., DMOCH, W., HÖFFKEN, K.-D, BEUSEN, L.: Modifizierte Masters-Johnson Sexualtherapie. *Mitteilungen G. P.S.*, 1981 (1), 5-6.

Eigenheid en verbondenheid in de huwelijksrelatie. Brugge, Gezinspastoraal, 1981, 66 p.

NIJS, P., STEPPE, A.: La terapia sessuale di Masters e Johnson: (anti)psicoterapia? — In: FORLEO, R. & PASINI, W. (Eds): *Sessualita' e Medicina.* Milan, G. Feltrinelli, 1981, 281-289.

NIJS, P., MOLINSKI, H., DMOCH, W., HÖFFKEN, K-D, BEUSEN, L.: Funktionelle Sexualstörungen. Modifizierte Masters-Johnson Therapie. *Der informierte Arzt,* 1981 (9), 5, 74-75.

NIJS, P.: Hypnose: therapeutische (contra)indicaties. Leuven, *Ac. Centr. Huisartsgeneesk.*, 1981, 1, 1-1, 10.

NIJS P.: De arts-patiënt relatie in de gynaecologie. — In: PIERLOOT, R. (Ed.): *Arts-patiënt-relaties.* Stafleu. Alphen-Brussel, 1981, 77-96.

STEPPE, M., NIJS, P., STEPPE, A.: De Tweelingzwangerschap. Begeleiding. *Het Kind,* 1981, 1, 17-26.

NIJS P.: Sekstherapie of gezinstherapie: vriend of vijand? *F.A.C. — Info,* 1981, 2-10.

NIJS P.: Voorwoord — In: KAPLAN, H.S.: *Stoornissen in het seksuele verlangen.* Antwerpen Nijmegen: De Ned. Boekhandel — Dekker & van de Vegt, 1981, 13-15.

NIJS P.: Fokussierende Sexualtherapie. — In: VOGT, H.J., HERMS, V. EICHER, W. (Hrsg.): *Praktische Sexualmedizin.* Wiesbaden, Medical Tribune Verlag, 1981, 225-230.

STEPPE, M. & NIJS, P.: *Het Tweelingpaar.* Ideaal of Illusie? Leuven, Acco, 1981, 260 p.

NIJS P.: Psychological Aspects of the Pain Experience. — In: RENAER, M. (Eds): *Chronic pelvio Pain in Women.* Berlin — Heidelberg — New-York, Springer, 1981, 24-31.

NIJS, P., STEPPE, A.: Donor-Insemination. Psychosociale und psychodynamische Aspekte *Sexualmedizin,* 1981 (10), 7, 248-251.

NIJS, P., MOLINSKI, H., DMOCH, W., HÖFFKEN, D-K., BEUSEN, L.: Funktionelle Sexualstörungen. Modifizierte Masters-Johnson-Therapie. *Extr. Dermatolog.*, 1981 (5), 3, 252-253.

NIJS P.: Fertiliteitsremming: psychologische en seksuologische aspecten. -In: KLOOSTERMAN, G.J THIERY, M. (Eds): *Fertiliteitinformatorium.* Alphen a/d Rijn-Leuven, Staflen-Samson, 1981, PS 1100, 1-11.

NIJS P.: Coïtus en orgasme. *Seksuolog. Act.* 1981 (4), 4, 126-128.

NIJS, P., STEPPE, A.: Masters' und Johnson's Sexualtherapie (Anti)Psychotherapie? Eine historische und methodologische Analyse. *Psychosomat. Sprechstunde,* 1981 (11), 9, 371-374.

NIJS, P., BROSENS, I. (Eds). *Reversibility of Sterilization. Psycho(patho)logical Aspects.* Leuven, Acco, 1981, 212 p.

NIJS, P., CHRISTIAENS, M. (Eds): *Sexualiteit bij gehandicapten: (on)gewoon?*, Leuven Acco, 1981, 238 p.

HAMELINCK, L., NIJS, P. (Eds): *Echtscheiding en hulpverlening.* Leuven, Acco, 1981, 200 p.

OLIVARES, R., NIJS, P.: *Dit lieflijk lijf nodigt ten dans.* St. Niklaas, Danthe, 1981, XIII + 71 p.

NIJS, P., STEPPE, A.: Donorinsemination. Psychosoziale und psychodynamische Aspekte. *Extr. Dermatol.*, 1981 (5), 5, 450-452.

NIJS P.: Redactioneel. *T. Psychiat.*, 1981 (23), 10, 575-576.

NIJS P.: Problemen van de gehuwde homofiel — In: MUSAPH, H. (Ed.): *Moderne opvattingen over homoseksualiteit.* Deventer, Van Loghum Slaterus, Medisch-seksuologische monografieën, 1981, 41-52.

NIJS, P., VAN DORPE, H.: Sexuality and Relationship during pregnancy. *Abstr. V World Congress Sexology.* Jerusalem, 1981, 199.

Sexualmedizin und Familientherapie in der Praxis. *J. Ärzte,* 1981 (11), 11, 530-532.

NIJS, P., LEYSEN, B.: Praktische Sexualmedizin. *J. Ärzte,* 1981 (11), 11, 533-534.

NIJS, P., HAMELINCK, L. Woord vooraf — In: HAMELINCK, L., NIJS, P. (Eds): *Echtscheiding en hulpverlening.* Leuven, Acco, 1981, 7-8.

NIJS P.: Seksualiteit en gehandicapten: recht op en nood aan seksualiteit. — In: NIJS, P., CHRISTIAENS, M., (Eds): *Sexualiteit bij gehandicapten (on)gewoon?* Leuven, Acco, 1981, 9-31.

NIJS P.: De gehuwde homofiel: probleem(loos) leven? *Seksuolog. Act.*, 1981 (4), 2, 50-52.

VANSTEENWEGEN, A., HEIREMAN, M., NIJS, P.: Divorce Counseling and Couple Therapy. *XIX th CFR International Seminar on Divorce and Remarriage.* (August 30th — September 4th) Leuven, 1981, 48-67.

NIJS P.: Hypnose: therapeutische (contra)indicaties. *T. Geneesk.*, 1982 (38), 1, 7-13.

NIJS, P., STEPPE, A., DECLOPPER, D.: Psychofamiliale begeleiding van risicozwangerschappen. *Het Kind,* 1982, 1, 15-29.

NIJS P.: Sexualmedizin im ärztlichen Alltag. *Sexualmedizin,* 1982 (11), 86-91.

NIJS P.: Heeft de pil invloed op het seksuele begeren? *Seksuol. Act.*, 1982, (5), 1-11.

NIJS P.: Seksualiteit bij suikerziekte: een zoethoudertje ' *Seksuol. Act.*, 1982, (5), 26-29.

NIJS P.: 5de Wereldcongres Seksuologie (Jerusalem, 21-26 juni 1981). *Seksuol. Act.*, 1982 (5), 24-25.

NIJS P.: Leven en samenleven na borstamputatie. *Syllabus Symposium, B.V.M.B.* Brugge, 1982, 24-51.

NIJS, P., LEYSEN, B.: Praktische Sexualmedizin: Wichtigkeit der somatischen Untersuchung. *J. Ärzte,* 1982, (3), 210.

HÖFFKEN, K.-D., BEUSEN, L., DMOCH, W., MOLINSKI, H., NIJS, P.: Bemerkungen zur Prognose und Indikation bei der Therapie funktioneller Sexualstörungen. *Mitteillungen G.P.S.*, 1982 (2), 18-19.

NIJS P.: Seksiatrische therapie bij fertiliteitsbevordering. — In: KLOOSTERMAN, F., THIERY, M. (Eds.): *Fertiliteit-informatorium.* Alphen a/d Rijn, Staffleu, 1982, 5100, 1-4.

NIJS P.: Seksuele bevrediging: een leerproces van lange duur. *Seksuol. Actual.*, 1982 (5) 2, 62-64.

NIJS P.: Fertility Regulation and Family Planning. Psychological Factors. *Abstr. Int. Symposium Management Infertility and Fertility Regulation in the Male.* Bali, 1982, 94-95.

NIJS P.: Male Contraception and Sterilization — Psychological Approaches and Consequences. *Abstr. Int. Symposium Management Infertility and Fertility Regulation in the Male.* Bali, 1982, 106-107.

MARLINATA, A., NIJS, P.: Psychosexual Aspects of male contraception. *Media I.D.I.*, 1982 (7), 2, 37-40.

NIJS, P., BOGAERTS, F., ENEMAN, M.: Psychosociale Aspekten van Geboortenregeling. *Het Kind.* 1982, 4, 275-298.

NIJS P.: Diabetes und Sexualität. *J. Ärzte.* 1982 (12), 9, 734-736.

NIJS P.: Psychosomatische Oncologie. *Ned. T Geneesk.* 1982 (126), 17, 791.

RENAER, M., NIJS, P.: Chronic Pelvic Pain without obvious Pathology in Women — In: PRILL, H.-J., STAUBER, M. (Eds): *Advances in Psychosomatic Obstetrics and Gynaecology.* Berlin — Heidelberg. Springer Verlag, 1982, 180-182.

NIJS P.: Psychological Aspects of gynaecological Pain Experience. In: PRILL, H.-J., STAUBER, M. (Eds): *Advances in Psychosomatic Obstetrics and Gynaecology.* Berlin Heidelberg. Springer Verlag, 1982, 183-184.

De eenzame samenspelers. Antwerpen — Amsterdam, De Ned. Boekhandel, 1982, vierde herwerkte druk, 240 p.

HÖFFKEN, K.-D., BEUSEN, L., DMOCH, W., MOLINSKI, H., NIJS, P.: Modifizierte Paartherapie. *Sexualmedizin,* 1982 (11), 11, 501-504.

Hoe verandert de seksualiteit na de bevalling? *Seksuol. Actual.* 1982 (5), 3, 90-92.

Visages et mirages de la paternité — In: De BOISSIEU, F. (Ed.): *Les pères aujourd'hui.* Paris, Institut National Etudes Demographiques, 1982, 62-67.

NIJS, P., VAN ASSCHE, F.A.: (Risiko-)Schwangerschaft als Familienereignis: Grundregeln der Betreuung. *Medica,* 1982 (3), 63.

NIJS P.: Praxis der Sexualmedizin. — In: EICHER, W., HERMS, V., VOGT, H.-J. (Hrsg.): *Praktische Sexualmedizin.* Wiesbaden, Med. Tribune, 1982, 11-26.

P. NIJS, VAN DORPE, H.: Partnerverhältnis und Sexualität während der Schwangerschaft. *Gynäkologe*, 1982 (15), 228-235.

NIJS P.: Redaktioneel. *T. Psychiat.*, 1982 (24), 11-12, 693-695.

NIJS P.: Sexualität nach einer Brustamputation. *J. Ärzte*, 1982 (12), 1022-1024.

NIJS, P., VAN DORPE, H. : Partnerrelationship and sexuality during pregnancy. *J. Psychosom. Obst. Gynaecol.*, 1982 (1), 3-4, 117-120.

NIJS P.: Problemen van de gehuwde homofiel. — In: *Syllabus Leuvense dagen voor huisartsen.* Leuven, Ac. Centr. Huisartsen, 1982, 5, 1-18.

VAN DORPE H., NIJS, P.: Partnerrelatie en seksualiteit tijdens de zwangerschap. *T. Bevolking Gezin*, 1982, 2, 215-233.

NIJS P.: Die moderne (Ko-)Habitation. *Sexualmedizin,* 1982 (11), 398-401.

NIJS P.: Heeft pilgebruik invloed op de libido? — *In: Anticonceptie en Seksualiteit.* Oss. Organon, 1982, 26-37.

NIJS P.: Verantwoord ouderschap: Op weg naar gelukkig samen-leven. *Ouders wensen kinderen, kinderen wensen ouders.* B.G.J.G. 1983, 5-26.

NIJS, P., VAN ASSCHE, F.A.: (Risiko)schwangerschaft als Familienereignis. Grundregeln der Betreuung. *J. Ärzte*, 1983 (13), 2, 118-122; 3, 212-216.

NIJS P.: Geborgen in seinen vier Wänden. *Sexualmedizin*, 1983 (12), 4, 168-169.

NIJS, P., VAN DORPE, H.: *Relatie en Seksualiteit tijdens de zwangerschap.* Antw. C.B.G.S. Studies en Documentatie 21, Antwerpen-Amsterdam, De Ned. Boekhandel, 1983, 175 p.

PIERLOOT, R.A., NIJS, P.: Consultation — Liaison Psychiatry in Belgium. *Adv. psychosom. Med.*, 1983 (11), 150-163.

NIJS P.: Psychosomatiek en onderbuikpijnen bij de vrouw. — In: *Chronische en recidiverende onderbuikpijnen bij vrouwen.* Syllabus van Hoytemastichting, Enschede, 1983, 38-55.

NIJS P.: *Identität und Verwandlung.* Wissenschaftliche Realität und Lebenswirklichkeit in der geburtshilflichen Medizin heute. — In: WESTMÜLLER, M. (Hrsg.): *Dimensionen vorgeburtlichen Lebens.* Loccumer Protokolle, 1983, 7, 80-101.

NIJS P.: Redactioneel: bij een lustrum. *Relatie Seksualiteit Act.*, 1983 (6), 1.

NIJS P.: Diabetes en Seksualiteit. — In: MUSAPH, H. & HASPELS, A. (Eds.): *Praktische Seksuologie.* Deventer, Van Loghum Slaterus, 1983, 79-81.

NIJS P.: Seksualiteit na borstamputatie. — In: MUSAPH, H. & HASPELS, A. (Eds.): *Praktische Seksuologie.* Deventer, Van Loghum Slaterus, 1983, 91-97.

NIJS P.: Seksualiteit en depressie. — In: MUSAPH, H. & HASPELS, A. (Eds.): *Praktische Seksuologie.* Deventer, Van Loghum Slaterus, 1983, 105-l07.

NIJS P.: Libido post partum. *Sexualmedizin*, 1983 (12), 9, 403-404.

NIJS, P., VAN ASSCHE, A.: Grundregeln der Betreuung bei (Risiko-) Schwangerschaft. *Medica*, 1983 (4), 8/9, 521-530.

LUYENS, M., NIJS, P., VANSTEENWEGEN, A. (Eds.): *Het seksuele begeren.* Leuven, Acco, 1983, 216 p.

NIJS P.: De "Pil" en veranderingen in het seksuele begeren. - In: LUYENS, M., NIJS, P., VANSTEENWEGEN, A. (Eds.). *Het seksuele begeren.* Leuven, Acco, 1983, 51-66.

NIJS, P., MOLINSKI, H., DMOCH, W., BEUSEN, L., HÖFFKEN, K-D.: De focuserende sekstherapie van Molinski. -In: LUYENS, M., NIJS, P., VANSTEENWEGEN, A. (Eds.): *Het seksuele begeren.* Leuven, Acco, 1983, 159-172.

NIJS P.: Die Frau mit Unterleibsschmerzen. Betreuung und Therapie. *J. ÄRZTE*, 1983 (13); 11, 948-956; 12, 1032-1037.

NIJS P.: Het mensbeeld in de seksuele hulpverlening: vanuit een psychoanalytische visie. Handboek voor seksuele hulpverlening. Deventer, Van Loghum Slaterus, 1983, I, B.1, 1-10 .

NIJS P.: Slotbemerkingen. — In: LUYENS, M., NIJS, P, VANSTEENWEGEN, A. (Eds.): *Het seksuele begeren.* Leuven, Acco, 1983, 199-214.

NIJS P.: Fertility Regulation and Family Planning. Psychological Factors. — In: ADIMOELJA, A., KARUNDENG, E. (Eds): *Andrology in Perspective.* Djakarta, Kenrose 1983, 218-225.

NIJS P.: Male contraception and Sterilization. Psychological approaches and consequences. -In: ADIMOELJA, A., KARUNDENG, E. (Eds): *Andrology in Perspective.* Djakarta, Kenrose 1983, 226-235.

MARLINATA, A., NIJS, P.: Psychosexual Aspects of Male Contraception. -In: ADIMOELJA, A., KARUNDENG, E. (Eds): *Andrology in Perspective.* Djakarta, Kenrose 1983, 235-237.

NIJS P.: Unterleibsschmerzen ohne Organbefund sind Klagen/Anklagen bei psychosozialen, beruflichen, familiären oder sexuellen Schwierigkeiten. *Gyne.* 1983, 6, 12-20.

NIJS P.: Voorwoord: -In: VANDEREYCKEN, W., LAMBRECHTSS, G. (Eds.): *Seksualiteit en identiteit bij adolescenten.* (Leuvense Cahiers voor Seksuologie, n 12), Leuven — Amersfoort. 1984, 7 — 10.

NIJS P.: Die suizidale Patientin. Auffang und Begleitung (Teil I). *J. ÄRZTE,* 1984 (14), 7, 602-606.

NIJS P.: Die suizidale Patientin. Auffang und Begleitung (Teil II). *J. ÄRZTE.* 1984 (8), 690-696.

NIJS P.: Perception of Pregnancy as a Potential Child. -In: HUBINONT, P.O. (Ed.): *Ontogeny of Bonding-Attachment.* Progress in Reproductive Biology and Medicine, Vol. 11, Basel, Karger, 1984, 80-89.

NIJS P.: Sexualität und Körperbehinderung. -In: STOHRER, M., PALMTAG, H., MADERSBACHER, H. (Eds.): *Blasenlähmung.* Stuttgart, Thieme Verlag, 1984, 144-156.

NIJS P.: Lustverlust durch Hormone? Möglicher Einfluss der Pille auf das sexuelle Verlangen. *Sexualmedizin,* 1984 (13), 10, 568-575.

GOLDSTEIN, B., CALDERWOOD, D., GOERGE, K.D., LEVY, J.J., NIJS, P., POMEROY, W.B., REINISCH, J.M.: Training Programs in Human Sexuality. -In: R. TAYLOR SEGRAVES, E.J. HAEBERLE (Eds.): *Emerging Dimensions of Sexology.* New York, Praeger, 1984, 337-345.

NIJS P.: The perimenopausal woman: guidance and treatment. -In: H. & B. VAN HERENDAEL et al. (Eds): *The Climacteric. An update.* Lancaster. M.T.P. Press, 1984, 111-118.

NIJS P.: Seksualiteit, verantwoord ouderschap, geboorteregeling: psychologische benadering. -In: BURGGRAEVE, R., SCHOTSMANS, P. (Eds.): *Ontmoeting met de liefde.* Relatievorming en seksualiteit. Leuven, Acco, 1984, 35-41.

NIJS, P., KONINCKX, P.R., VERSTRAETEN, D., MULLENS, A., NICASY, H.: Facteurs psychologiques de l'infertilité féminine. *Fertilité,* 1984 (12), 11, 1235-1238.

CLAES, H., VEREECKEN, R., NIJS, P.: Sterilisatie bij de man. *Actualiteit. Relatie en Seksualiteit,* 1984 (7), 3, 89-96.

NIJS, P., KONINCKX, P.R., VERSTRAETEN, D., MULLENS, A., NICASY, H.: Psychological factors of female infertility. *Europ. J. Obstet. Gynec. reprod. Biol.,* 1984, 18, 375-379.

NIJS P.: Partnerkeuze. *Welzijnsgids.* Alf. 20. 1984. 1-12.

NIJS, P., KONINCKX, P.R., VERSTRAETEN, D., MULLENS, A., NICASY, H.: Psychologische factoren van onvruchtbaarheid bij de vrouw. *Contraceptie — Fertiliteit — Seksualiteit,* 1985 (1), 1, 25-28.

NIJS P.: Verliefdheid en seksualiteit. *Reflector,* 1985, 7, 8-9.

SABBE B., NIJS, P.: Rouw na doodgeboorte. Opvang en begeleiding. *T. Geneesk.,* 1985 (41), 11, 703-707.

NIJS P.: Redactioneel. *T. Psychiatrie,* 1985 (27), 6, 373-376.

NIJS P.: De medische seksuoloog: placebo of medicijn? In: A.A. HASPELS & M. VAN SOEST (Eds): *Seksuologisch Perspectief* (Liber Amicorum Prof. Dr. Herman Musaph), Utrecht, Stichting Medische Seksuologie, 1985. 17-31.

NIJS P.: Lust und Last der Antikonzeption. *Gyno*, Extra 1985, 1, 3-6.
NIJS P.: Antidepressiva: hoe de therapeutische respons evalueren? *Dialoog hospitaalpracticus*, 1985, 911, 1-4.
VERBEKE, P., DE CUYPER, H., NIJS, P.: Benzodiazepines en Teratogeniciteit. Een Literatuuroverzicht. *T. Geneesk.*, 1985 (41), 21, 1391-1405.
NIJS P.: Redactioneel: Bij een lustrumviering. *Actual. Relatie en Seksualiteit*, 1985 (8), 1 , 1.
NIJS, P., DEMYTTENAERE, K., HOPPENBROUWERS, L.: Donor-Insemination, Adoption, In-Vitro-Fertilisation: psychosoziale und psychosexuelle Aspekte. *Mitteilungen G.P.S*, 1985 (6), 10-12.
NIJS P.: Mit Takt und Taktik. *Sexualmedizin*, 1985 (14), 490-496.
NIJS P.: Forum-Redactie. *Tijdschrift Psychiatrie*, 1985 (27), 9, 675-676.
SABBE, B., NIJS, P.: Trauer nach Totgeburt. *J. Ärzte*, 1985 (12), 4, 270-274.
NIJS P.: Die Frau in der Menopause. Begleitung und Behandlung (Teil I.). *J. Ärzte*, 1985 (12), 4, 279-282.
NIJS P.: Die Frau in der Menopause. Begleitung und Behandlung (Teil II). *J. Ärzte*, 1985 (12), 5, 362-366.
NIJS P.: Psychische problemen rond de risicozwangerschap. *Ac. Centr. Huisartsgeneesk.* (Gyn. Verlosk.), Leuven, 1985, I, 1-17.
NIJS P.: Psychische achtergrond van gynaecologische pijn. *Ac. Centr. Huisartsgeneesk.* (Gyn. Verlosk.), Leuven, 1985, II, 1-17.
DEMYTTENAERE, K., NIJS, P.: Stress en onvruchtbaarheidsbehandeling. *Ac. Centr. Huisartsgeneesk.* (Gyn. Verlosk.), Leuven, 1985, III, 1-13.
NIJS P.: Het rouwproces bij borstcarcinoom en borstamputatie. -In: Kon. Belg. Veren. Gyn. Verlosk.: *Borstcarcinoom.* Machelen, Schering, 1985, 279-286.
NIJS P.: Die Frau post partum. Psychologie des Wochenbetts. -In: FERVERS-SCHORRE, B., POETTGEN, H., STAUBER, M. (Eds): *Psychosomatische Probleme in der Gynäkologie und Geburtshilfe.* Berlin — Heidelberg — New York — Tokyo. Sprenger-Verlag, 1986, 169-182.
NIJS, P., et al.: Begeleiding van gehospitaliseerde risicozwangeren. *T. Geneesk.*, 1986 (42), 6, 401-408.
NIJS, P., DEMYTTENAERE, K., HOPPENBROUWERS, L.: Donor-Insemination, Adoption, In Vitro Fertilisation: Psychosoziale und psychosexuelle Aspekte. *Gynäkologe*, 1986 (19), 1, 23-27.
NIJS P.: Das Zwillingspaar: Ideal oder Illusion? *Sexualmedizin*, 1986 (15), 5, 218-225.
NIJS P.: Lichaam en lichamelijkheid. Het lichaam als relatie-lichaam: lust of last voor de huisarts. -In: C. GEENS & H. JANSSENS (Eds): *Huisartsmodel 2000.* W.V.V.H. Antwerpen. Kluwer, 1986, 96-105.
NIJS P.: Das Zwillingspaar: Ideal oder Illusion? *Sexualmedizin* (Schweiz), 1986 (8), 5, 143-147.
NIJS P.: Das Zwillingspaar: Ideal oder Illusion? *Sexualmedizin* (Österreich), 1986 (9), 114-119.
NIJS P.: Heil en onheil in de hulpverlening aan de moderne mens. Antwerpen. *Jaarverslag 1985 Tele-onthaal.* 1986, 5-9.
NIJS P.: Stress en Infertiliteit: verklaarde Vruchtbaarheidsstoornis? -In: HASPELS, A., BARENTS, J.W. (Eds.): *Verklaarde Vruchtbaarheidsstoornissen.* Utrecht, Fac. Geneeskunde, 1986, 213-216.
NIJS P.: De huisarts en de (gehuwde) homofiel. -In: JANSSENS, J. (Ed.): *Seksuele Problematiek.* Groningen, A.Z. R.U. & S.N.H., 1986, 34-41.
NIJS P.: (Sex) Counseling of Women after Mastectomy. -In: L. DENNERSTEIN & I. FRASER (Eds.). *Hormones and Behaviour.* Amsterdam — New York — Oxford. Elsevier — Excerpta Medica Internat. Congress Series, 707, 1986, 590-597.

NIJS, P. & DEMYTTENAERE, K.: Fertilisation in vitro et transfert des embryons. *Cahiers sexol. clin.*, 1986 (12), 43-48.

LEYSEN, B., NIJS, P., RICHTER, D. (Eds): *Research in psychosomatic Obstetrics and Gynaecology.* Leuven, Acco, 1986, 295 p.

DEMYTTENAERE, K., NIJS, P., STEENO, O., KONINCKX, Ph., KIEBOOMS, G.: Stress Factors in Donor-Insemination Couples. -In: LEYSEN, B., NIJS, P., RICHTER, D. (Eds): *Research in psychosomatic Obstetrics and Gynaecology.* Leuven, Acco, 1986, 43-56.

NIJS P.: De vrouw met spijt na sterilisatie. *T. Geneeskunde,* 1986 (42), 10, 675-680.

NIJS P.: Straks vanaf 13 aan de pil? Psychologische bemerkingen. -In: PAS, H. (Ed.): *Het Gezin gezien.* Brussel, B.G.J.G., 1986, 99-107.

NIJS P.: Eingreifen ins Leben: -In: P. PETERSEN: Schwangerschaftsabbruch — *unser Bewusstsein vom Tod im Leben.* Tiefenpsychologische und anthropologische Aspekte der Verarbeitung. Stuttgart, Urachhaus, 1986, p. 343-366.

NIJS P.: Redactioneel. *T. Psychiat.*, 1986 (28), 7, 423-425.

NIJS P.: Zeugung in der Retorte. Bioethik und Lebensqualität. -In: G. Frhr zu PUTLITZ & G. RAU (Hrsg.): *Zukunft der Wissenschaften.* Heidelberg, Ruprecht-Karls Universitäts Verlag, 1986, 42-58.

NIJS P.: Die Frau im Wochenbett. Auffang und Begleitung. *J. Ärzte,* 1986 (8), 514-519.

NIJS P.: Die psychische Verarbeitung der heterologen Insemination. -In: F. PFÄFFLIN & E. SCHORSCH (Hrsg.): *Sexualpolitische Kontroversen* (Beiträge zur Sexualforschung 63), Stuttgart, Enke Verlag, 1987, 83-94.

NIJS, P. (Ed.): *Psychosomatiek voor de vrouw.* Leuven, Acco, 1987, 134 p.

NIJS, P., DEMYTTENAERE, K.: In vitro fertilisatie en embryo-transfer: psychologische aspecten. -In: NIJS, P. (Ed.): *Psychosomatiek voor de vrouw.* Leuven, Acco, 1987, 75-84.

NIJS P.: Een psychiater in de gynaecologie — Terugblik op een vijftienjarige ervaring. -In: NIJS, P. (Ed.): *Psychosomatiek voor de vrouw.* Leuven, Acco, 1987, 97-130.

NIJS P.: Sexuelle Funktionsstörungen bei der Frau. *Der praktische Arzt.* 1987 (41), 82-105.

NIJS P.: Bij een lustrum. *Actualiteiten: Relatie en Seksualiteit,* 1987 (10), 1, 1-2.

NIJS P.: Verändert sich ein Psychiater in der Zusammenarbeit mit den Gynäkologen? *J. Ärzte,* 1987 (7), 138-141; 200-202.

NIJS P.: Opvang en begeleiding van AIDS-patiënten en hun omgeving, een uitdaging voor opvoeder en hulpverlener. -In: W. DUMON: *AIDS: Een multidisciplinaire aanpak.* Federatie van Consultatiebureaus voor Levens- en Gezinsmoeilijkheden, 1987, 19-39.

NIJS P.: Die Kunst, den richtigen Partner zu finden. *Sexualmedizin,* 1987 (16), 7, 300-302.

DEMYTTENAERE, K., VRANCKEN, K., DEVREEZE, A., VEREECKEN, R., NIJS, P., DEWOLF, F.: Urinary incontinence: a masked sexual dysfunction? A multidisciplinary approach. *Abstr. 8th World Congress Sexology.* Heidelberg, 1987, 106.

NIJS P.: Menopauze. Het standpunt van de psychiater. *Trends Gynecol.*, 1987, 9, 1-3.

NIJS P.: Ménopause. Le point de vu du psychiatre. *Trends Gynécol.*, 1987, 9, 1-3.

CHRISTIAENS, M., NIJS, P., ROLIES, J.: Kunstmatige voortplanting. Over het rapport van de Gezondheidsraad. *Medisch Contact,* 1987 (42), 34, 1059-1064.

NIJS, P.: Sexualstörungen und psychosomatische Krankheiten als larvierte Beziehungsprobleme (Teil 1). *Gynäkol. prax.*, Hans Marseille Verlag, München, 1987 (11), 715-720.

ADRIAENSSENS, P., BOECKX, W., GILLIS, B., MERTENS, S., NIJS, P., PYCK, K.: Impact of facia burns on the family. *Scand. J. Plast. Reconstr. Surg.*, 1987, 21, 303-305.

CHRISTIAENS, M., NIJS, P., ROLIES, J.: Kunstmatige voortplanting. Een rapport uit Nederland. *Acta Hospitalia,* 1987, 4, 21-31.

CHRISTIAENS, M., NIJS, P., ROLIES, J.: Kunstmatige voortplanting. Over het rapport van de Gezondheidsraad. *Medisch Contact,* 1987, 34, (42), 1059-1064.

NIJS, P.: Straks vanaf 13 aan de pil? Psychologische Aspecten. *Actualiteiten: relatie en seksualiteit*, 1987, (10), 3-13.

NIJS, P.: Stress und Infertilität. Teil 1. *Journal für Ärzte*, 1988, 18, 27-30.

NIJS, P.: Stress und Infertilität. Teil 2. *Journal für Ärzte*, 1988, 18, 68-74.

NIJS, P.: Sexualstörungen und psychosomatische Krankheiten als larvierte Beziehungsprobleme. *Gynäk. Praxis*. Hans Marseille Verlag (Teil 2), München, 1988, (12), 125-135.

DEMYTTENAERE, K., NIJS, P., RAMON, W.: Les bébés éprouvettes: une épreuve fascinante mais aliénante. *Contraception-Fertilité-Sexualité*. 1988, 16, 3, 247-251.

NIJS, P.: Aidspatiënten. Opvang en begeleiding. *Actualiteiten: relatie en seksualiteit*. 1988, 11, 1, 2-16.

NIJS P.: Aspects psychologiques des dysfonctions sexuelles. *Abstr. 53. Congres Soc. Belg. Urolog.* (Infertilité masculine — sexologie), 1988, 39.

NIJS P.: Aperçu des thérapies psychosexuelles. *Abstr. 53. Congres Soc. Belg. Urolog.* (Infertilité masculine — sexologie), 1988, 46.

NIJS P.: De verwerking van infertiliteit na in Vitro Fertilisatie. Commentaar. *Bulletin Klin. Prakt. Med. Psychol.*, 1988 (5), 2, 17-31.

DEMYTTENAERE, K., NIJS, P., DEVREEZE, A., VEREECKEN, R., DEWOLF, F., VRANCKEN, C.: Neues Körperbild für inkontinente Frauen. *Sexualmedizin*, 1988 (17), 352-360.

DEMYTTENAERE, K., NIJS, P., STEENO, O., KONINCKX, P. & EVERS-KIEBOOMS, G.: Anxiety and conception rates in donor insemination. *Journal of Psychosomatic Obstetrics and Gynaecology*, 8, 1988, 175-181.

NIJS P.: Vrijwillige sterilisatie van man of vrouw. Psychologische Aspekten. -In: DE PRINS, M. (Ed.): *Sterilisatie bij man en vrouw*. Brussel, K.W.B., 1988, 1-19.

NIJS, P. & DEMYTTENAERE, K.: Opvang en begeleiding van patiënten met fertiliteitsvermeerderende ingrepen. *Fertiliteit-informatorium*, 1988, 5101, 1-6.

DEMYTTENAERE, K., NIJS, P., RAMON, W.: Infertilität als Risikofaktor für Sexualstörung. *Mitt. Gesellschaft prakt. Sexualmed.*, 1988 (9), 37-40.

DEMYTTENAERE, K., NIJS P., RAMON, W.: Wie neurotisch sind infertile Paare? Zur Problematik von psychischen und sexuellen Störungen bei der I.V.F. *Sexualmedizin*, 1988 (17), 11, 620-624.

NIJS P.: Seksuele problemen bij depressieve mensen. *Actualiteiten: Relatie en Seksualiteit*, 1988 (11), 3, 89-96.

NIJS P.: De groei en ontwikkeling van tweelingen. *Handboek kinderen en adolescenten*. Deventer, Van Loghum Slaterus, 1988, 7, 1-13.

NIJS P.: Sexualstörungen und psychosomatische Krankheiten als larvierte Beziehungsprobleme. *Internist. praxis.*, 1989 (29), 127-137.

NIJS P.: Redactioneel. *T. Psychiat.*, 1989 (31), 5, 143-145.

MARKEY, C., NIJS, P., KONINCKX, Ph., VERSTRAETEN, D.: Hormonale substitutie bij de vrouw in het climacterium. *T. Geneesk.*, 1989 (45), 6, 353-362.

DEMYTTENAERE, K., NIJS, P., EVERS-KIEBOOMS, G., KONINCKX, Ph.: Emotional stress and plasma concentration of prolactin, cortisol and testosterone in subfertile women. *J. Psychosomat. Obst. Gynaecol.*, 1989 (10), 130.

DEMYTTENAERE, K., NIJS, P., EVERS-KIEBOOMS, G., KONINCKX, Ph.: Psychological and endocrinological stress measurements during ovum pick-up and embryo transfer. *J. Psychosomat. Obst. Gynaecol.*, 1989 (10), 88.

DEMYTTENAERE, K., VEREECKEN, R., NIJS, P., DEVREESE, A., VAN ASSCHE, A.: Urodynamic and psychodynamic aspects of urinary incontinence. *J. Psychosomat. Obst. Gynaecol.*, 1989 (10), 34.

NIJS, P., DEMYTTENAERE, K.: Psychosomatic therapy of hospitalized women with high risk pregnancies. *J. Psychosomat. Obst. Gynaecol.*, 1989 (10), 33.

NIJS P.: Psychologische Aspecten van Orchidectomie. *Trends Urolog.*, 1989, 16, 1-3.

NIJS P.: Aspects psychologiques de l'orchidectomie. *Tendances Urolog.*, 1989, 16, 1-3.

NIJS P.: La femme et la ménopause. *Tendances gynécol.*, 1989, 17, 1-3.

NIJS P.: De vrouw in de menopause. *Trends Gynecol.*, 1989, 17, 1-3.

NIJS P.: Het gezin en seksualiteit. *Bijblijven (Seksuologie)*, 1989 (5), 4, 12-18.

NIJS P.: Psychosomatische und sexualmedizinische Aspekte bei Infertilität der Frau. -In: Schneider, H.P.G. (Ed.): *Sexualmedizin — Infertilität — Familienplanung.* (Klinik der Frauenheilkunde und Geburtshilfe, Band 2). München-Wien-Baltimore, Urban & Schwarzenberg, 1989, 63-69.

NIJS, P. & DEMYTTENAERE, K.: Stress und Infertilität. -In: KEMETER, P. LEHMANN, P. (Eds): *Psychosomatik der Infertilität.* Heidelberg — Berlin — New York — Tokyo. Springer Verlag, 1989, 33-57.

NIJS, P., DEMYTTENAERE, K.: Psychosomatic therapy of hospitalized women with high risk pregnancies. -In: E. VAN HALL & EVERAERD, W. (Eds.): *The free woman*, Lancs New Yersey, Parthenon, 1989, 154-158.

DEMYTTENAERE, K., VEREECKEN, R., NIJS, P., DEVREEZE, A., VAN ASSCHE, A.: Urodynamic and psychodynamic aspects of urinary incontinence. -In: E. VAN HALL & EVERAERD, W. (Eds): *The free woman.* Lancs — New Yersey. Parthenon, 1989, 597-603.

LEYSEN, B., NIJS, P.: Psychosomatische ervaringen met de menopauzekliniek. -In: DEQUEKER, J. (Ed.): *Osteoporose en de Menopauze.* Leuven, Acco, 1989, 47-56.

NIJS P.: Operaties aan de teelballen: psychologische aspecten. *Actualiteiten. Relatie en Seksualiteit*, 1989 (12), 41-45.

NIJS, P., NIJS, G.: AIDS: Psychosociale en psychiatrische Aspecten. *T. Geneesk.*, 1989 (45), 19, 1185-1190.

NIJS P.: Psychische Betreuung von Mamma-Karzinom Patientinnen. -In: CORTERIER, H. (Hrsg.): *Psychosoziale Probleme in der gynäkologischen Onkologie.* Freiburg, Farmitalia, 1989, 17-20.

NIJS P.: Kwaadaardige urologische aandoeningen: de levenskwaliteit tijdens en na de behandeling. Medisch-seksuologische aspecten. -In: VANDEVELDE, G. (Ed.): *Kwaadaardige Urologische Aandoeningen.* Antwerpen V.V.R.O., 1989, 57-74.

NIJS P.: Schöpfung in der Retorte. -In: MOHR, J., SCHUBERT, C., JÜRGENSEN, O. (Hrsg.): *Management der Unfruchtbarkeit.* Berlin-Heidelberg-New York-London, Springer Verlag, 1989, 68-87.

DEMYTTENAERE, K., NIJS, P., EVERS-KIEBOOMS, G., KONINCKX, Ph.: The effect of a specific emotional stressor on prolactin, and testosterone concentrations in women varies with their trait anxiety. *Fertil. Steril.* 1989 (52), 942-948.

Risicozwangerschap: opvang en begeleiding: -In: F.A. VAN ASSCHE (Ed.): *Verloskunde en Gynaecologie.* Capita Selecta 1. Leuven, Acco, 1989, 161-170.

Rouw na doodgeboorte. -In: F.A. VAN ASSCHE (Ed.): *Verloskunde en Gynaecologie.* Capita Selecta 1. Leuven, Acco, 1989, 171-178.

DEMYTTENAERE, K., RAMON, W., NIJS, P.: Sexual dysfunctions in IVF women: a perinatal risk for the psychosexual development of the coming child. *Int. J. Prenatal and Perinatal Studies*, 1989, 187-193.

NIJS P.: De medisch begeleide bevruchting vraagt uiterst zorgvuldige begeleiding. — In: VOSMAN, F., DRAISMA, S., SMITS, T. (Eds.): *Kind gewenst?* Kampen, Kok, 1990, 104-116.

NIJS P.: *Man en Vrouw ... schiep Hij hen ...* Leuven. Peeters (2 vol.), 1990, 834 p.

DEMYTTENAERE, K., NIJS, P.: Stress en onvruchtbaarheid. -In: LEYSEN, B. (Ed.): *(On)Vruchtbaarheid psychosomatisch bekeken* (Leuven Cahiers voor Seksuologie). Leuven, Acco, 1990, 5-46.

VANSTEENWEGEN, A., coll. VAN ASSCHE, F.A. & NIJS, P. (Eds.): *Human Sexuality and Family Health Sciences*. Leuven, Peeters, 1990, 227 p.

NIJS, P., SABBE, B., DEMYTTENAERE, K., VAN ASSCHE, F.A.: Coping with perinatal Bereavement. -In: VANSTEENWEGEN, A., VAN ASSCHE, F.A. & NIJS, P. (Eds.): Human *Sexuality and Family Health Sciences*. Leuven, Peeters, 1990, 157-167.

Een nieuw gynaecologisch profiel? V.V.O.G. *Gynaecologische Psychosomatiek*, 1990, 48-85.

NIJS P.: De seksuologie: strenge wetenschap of licht-zinnige meid? *Actualiteiten Relatie en Seksualiteit*, 1990 (13), 2, 49-62.

NIJS P.: Liefde is een vuurwerk. *Actualiteiten Relatie en Seksualiteit*, 1990 (13), 2, 82-85.

NIJS P.: Redactioneel. *T. voor Psychiat.*, 1990, 32, 5, 297-301.

NIJS P.: Het echtpaar en de moderne fertiliteitsklinieken: psychologische aspecten. *Verpleegk. Gemeenschapszorg*, 1991 (47), 180-188.

DEMYTTENAERE, K., NIJS, P., DEVREEZE, A., VEREECKEN, R., VAN ASSCHE, A.: Harninkontinenz: psychosomatische und psychosexuelle Aspekte. *Der informierte Arzt*, 1991 (15), 1369-1372.

NIJS, P., LEYSEN, B., VANDENBERGHE, K.: *Ouders wensen kinderen, kinderen wensen ouders.* Gezinsplanning, vruchtbaarheid en anticonceptie, Brussel, B.G.J.G., 1991-7, 123 p.

NIJS, P., DEMYTTENAERE, K.: Beknopt overzicht van de duitse, franse en belgisch literatuur over vaginisme. -In: MOORS, J. (Ed.): *Vaginisme en Dyspareunie*. Houten-Antwerpen, Bohn Stafleu Van Loghum, 1991, 42-53.

NIJS P.: Voorwoord. -In: DUMON, W., DENEFFE, C. (Eds.): Relaties en Seksualiteit -1. (Jaarboek 1991). GIDS, Leuven, 1991, V.

NIJS, P., LEYSEN, B., RICHTER, D. (Eds.): *Advanced Research in psychosomatic Obstetrics and Gynaecology 1991*. Leuven, Peeters, 1991, 260 p.

DEMYTTENAERE, K., NIJS, P., DEVREEZE, A., VEREECKEN, R.: Body image and sexuality in urinary incontinence. -In: NIJS, P., LEYSEN, B., RICHTER, D. (Eds.): *Advanced Research in psychosomatic Obstetrics and Gynaecology*, 1991, Leuven, Peeters, 90-95.

RICHTER, D. , BITZER, J., NIJS, P. (Eds.): *Advanced Psychosomatic Research in Obstetrics and Gynaecology*. Berlin-Heidelberg-New York-London-Tokio, Springer Verlag 1991, 262 p.

BOGAERTS, F., BOECKX, W., NIJS, P.: Breast Reconstruction and Body Image. -In: RICHTER, D., BITZER, J., NIJS, P. (Eds.): *Advanced Research in Psychosomatic Obstetrics and Gynaecology*. Berlin-Heidelberg-New York-London-Tokio, Springer Verlag, 1991, 48-55.

DEMYTTENAERE, K., VRANCKEN, C., NIJS, P., DEVREEZE, A., VEREECKEN, R.: Body Image and Sexuality in Urinary Incontinence. -In: RICHTER, D., BITZER, J., NIJS, P. (Eds.): *Advanced Research in Psychosomatic Obstetrics and Gynaecology*. Berlin-Heidelberg-New-York-London-Tokio, Springer Verlag, 1991. 103-110.

DEMYTTENAERE, K., NIJS, P.: Psychoendokrinologie bei I.V.F.-Patientinnen. — In: DMOCH, W, STAUBER, M., BECK, L. (Hrsg.): *Psychosomatische Gynäkologie und Geburtshilfe 1989/90*. Heidelberg — Berlin — New York — London — Tokyo. Springer, 1991, 94-98.

DEMYTTENAERE, K., NIJS, P., EVERS-KIEBOOMS, G., KONINCKX, P.R.: Coping, Ineffectiveness of coping and the psycho-endocrinological stress responses during In-Vitro Fertilization. *J. Psychosom. Research*, 1991 (35) 2/3, 231-243.

DEMYTTENAERE, K., KONINCKX, P.R., NIJS, P.: Stress en infertiliteit: een stand van zaken. *T. Fertiliteitsonderzoek*, 1991 (5), 2, 12-15.

NIJS P.: Intimiteit en seksualiteit bij alleenstaanden. -In: EVERS, D. (Ed.): *Alleenstaanden*. Brussel, F.C.L.G., 1991, 23-34.

NIJS P.: Seksuele problemen in de menopauze: het belang van de begeleiding. *B.M.A.*, 1992 (15), 343, 9-10.

NIJS P.: *Man en Vrouw... schiep Hij hen...* Leuven, Peeters, 1992, 830 p. (2de herwerkte uitgave).
NIJS P.: Redactioneel. *T. Psychiat.*, 1992 (34), 4, 241-242.
NIJS P.: De seksuologie nu. *T. Psychiat.*, 1992 (34), 4, 291-295.
DEMYTTENAERE, K., NIJS, P., KONINCKX, Ph.: Coping, ineffectiveness of coping and female fertility. -In: WIJMA, K. & VON SCHOULTZ, B. (Eds.): *Reproductive Life*. Lancs — New Yersey, Parthenon, 1992, 536-539.
Chronic pelvic pain in women: a masked relational trouble. -In: WIJMA, K. & VON SCHOULTZ, B. (Eds.): *Reproductive Life*. Lancs — New Yersey, Parthenon, 1992, 210-215.
NIJS P.: Seksuele verveling. *COBO-Bulletin*, 1992 (15), 2, 24-36.
NIJS P.: Die Unterbauchschmerzen der Frau. *Psychosom. Med*, 1992 (20), 2, 108-113.
NIJS, P. & LEYSEN, B.: Die Frau im Klimakterium. *J. Ärzte*, 1992 (11), 493-496.
NIJS P.: *Tweehonderd vragen over Relatie, Liefde en Seksualiteit*. Kapellen, Pelckmans, 1992, 234 p.
NIJS P.: Sexual dysfunctions in woman with chronic pelvic pain. *Sexuality and Sexology in the New Europe*. Taormina, Congress Abstr. 41.
DEMYTTENAERE, K., NIJS, P., EVERS-KIEBOOMS, G., KONINCKX, R. Coping and the ineffectiveness of coping influence the outcome of in vitro fertilization through stress responses. *Psychoneuro-endocrinology*. 1992 (17), 6, 655-665.
NIJS P.: Psychosomatik der Schmerzverarbeitung. -In: HERMS, V., VOGT, H.-J., POETTGEN, H. (Eds.): *Praktische Sexualmedizin*. Wiesbaden, Med. Tribune Verlag, 1992, 35-44.
NIJS P.: Wat met seks na een infarct. *B.M.A.*, 1993 (16) 5, 11.
NIJS P.: Qu'en est-il des relations sexuelles après un infarctus? *A.M.B.*, 1993 (16), 12.
NIJS P.: Chronische Unterleibsschmerzen der Frau. Eine maskierte Beziehungsstörung. *J. Ärzte*, 1993 (21), 1, 14-17.
VERMOTE, J. & NIJS, P.: *De kus*. Over de kortste afstand tussen twee harten. Tielt, Lannoo, 1993, 120 p.
PETERSEN, P. & NIJS, P. (Eds): *Neue Wege der Psychotherapie und Psychosomatik*. Leuven, Peeters, 1993, 176 p.
PETERSEN, P., NIJS, P.: Vorwort — In: Petersen, P., Nijs, P. (Eds): *Neue Wege der Psychotherapie und Psychosomatik*. Leuven, Peeters, 1993, IX, XII.
NIJS P.: Eingreifen ins Leben. Bioethische Uberlegungen eines Psychosomatikers zur Reproduktionsmedizin. -In: Petersen, P., Nijs, P. (Eds): *Neue Wege der Psychotherapie und Psychosomatik*. Leuven, Peeters, 1993, 17-46.
NIJS P.: Was Schmerzen ausdrücken können. *Sexualmedizin*, 1993 (22), 4, 146-150.
NIJS P.: De tweespalt in de mens. Een diagnose van oorlogszucht. *Kultuurleven*. 1993 (60), 3, 50-57.
VAN DE SIJPE, I., NIJS, P., STEENO, O.: De Wens van een tweede kind door donorinseminatie. *Abstr. Gyneco.*, 1993, 54, 1-4.
VAN DE SIJPE, I., NIJS, P., DEMYTTENAERE, K.: Familienglück durch donogene Insemination. *Sexualmedizin*, 1993 (25), 5, 223-229.
NIJS P.: Procreatie zonder seksualiteit. -In: SMITS, P. & VAN PARIJS, J. (Eds.): *Omgaan met Seksualiteit en Anticonceptie*. Berchem, W.V.V.H. (Prima Linea, N 12), 1993, 123-134.
NIJS P.: Refertilisatie: bijna een placebo-ingreep. *T. Geneesk. & Ethiek*, 1993 (3), 2, 53-54.
DEMYTTENAERE, K., NIJS, P., LENAERTS, H., STROOBANTS, R.: The individual coping style predicts fertility and psychological adaptation during pregnancy as well as during the postnatal period. *Abstr. 12th World Congress of Psychosomatic Medicine*. Bern, 1993, 61.
GHELDOF, M., NIJS, P., D'HAESE, W., VAN DER BORGHT, W., DEMYTTENAERE, K.: The couple's coping style and parental bonding predict fertility and psychological adaptation during the postnatal period. *Abstr. 12th World Congress of Psychosomatic Medicine*. Bern, 1993, 62.

NIJS, P., RODEAN, S.: Postpartum Mood Disorders: therapeutical guidelines. *Abstr. 12th World Congress of Psychosomatic Medicine.* Bern, 1993, 61.

NIJS P.: Ethiek van de intimiteit: therapeutische aspecten. -In: *Ouderen in Solidariteit.* Vlaams Welzijnscongres 1993, Zaventem, Kluwer Editorial, 1993, 295-302.

HAMELINCK, L., GORIS, K., NIJS, P. Therapietrouw na crisisinterventie. *Arch. Public. Health,* 1993 (51), 317-330.

NIJS P.: Seksualiteit en sterilisatie. — In: *SOA/AIDS. Praktijkboek,* Brussel, Kluwer Editorial, 1994, 12, 7, 1-4.

NIJS P.: De seksuele beleving van tieners. — In: *SOA/AIDS. Praktijkboek,* Brussel, Kluwer Editorial, 1994, 12, 8, 1-7.

NIJS P.: Seksualiteit van 50-plussers. — In: *SOA/AIDS. Praktijkboek,* Brussel, Kluwer Editorial, 1994, 12, 9, 1-5.

NIJS P.: De psycho-sociale en psychiatrische problemen bij H.I.V.-patiënten. — In: *SOA/AIDS. Praktijkboek,* Brussel, Kluwer Editorial, 1994, 12, 11, 1-8.

NIJS P.: Het lichaam in de seksuele relatie. — In: *Met heel mijn lijf.* Lichamelijkheid tussen hebben en zijn. (Korrelcahier) Averbode-Den Bosch, Altare — K.B.S., 1994, 53-59.

NIJS, P. (Ed.): *De mens ... in samenspraak, in tegenspraak.* Feestbundel Prof. Dr. Dr. J. Schotte. Leuven, Peeters, 1994, 448 p.

NIJS P.: *Ten geleide:* — In: NIJS, P. (Ed.): *De mens ... in samenspraak, in tegenspraak.* Feestbundel Prof. Dr. Dr. J. Schotte. Leuven, Peeters, 1994, 9-13.

NIJS P.: Van Eros naar Thanatos. De mens: een oorlogszuchtig dier? — In: NIJS, P. (Ed.): *De mens ... in samenspraak, in tegenspraak.* Feestbundel Prof. Dr. Dr. J. Schotte. Leuven, Peeters, 1994,193-220.

RODEAN, S., NIJS, P., DEMYTTENAERE, K. De pil en veranderingen in het seksuele begeren. — In: NIJS, P. (Ed.): *De mens ... in samenspraak, in tegenspraak.* Feestbundel Prof. Dr. Dr. J. Schotte. Leuven, Peeters, 1994, 371-382.

GORIS, K., NIJS, P., BUDDEBERG, C. Risico's in het artsenhuwelijk. — In: NIJS, P. (Ed.): *De mens ... in samenspraak, in tegenspraak.* Feestbundel Prof. Dr. Dr. J. Schotte. Leuven, Peeters, 1994, 361-370.

NIJS P.: De seksuele beleving in de kindertijd: basis voor een harmonisch seksueel leven in de volwassenheid. *SOA/AIDS Praktijkboek.* 1994, 12, 13, 1-6.

VAN DE SIJPE, I., NIJS, P.: Psychosexual Aspects of donors for artificial insemination. *Abstracts 20th European Conf. Psychosom. Res.,* Gent, 1994, F 193.

DEMYTTENAERE, K., NIJS, P., EVERS-KIEBOOMS, G., KONINCKX, P.R.: Personality characteristics, psycho-endocrinological stress and outcome of I.V.F. depend upon the etiology of infertility. *Gynecol. Endocrinol.* 1994 (8), 233-240.

NIJS P.: Seksueel misbruik van kinderen door familieleden — incest. — In: *SOA/AIDS. Praktijkboek.* Brussel, Kluwer Editorial, 1994, 12, 14, 1-5.

NIJS P.: Sexualstörungen und psychosomatische Krankheiten als larvierte Beziehungsprobleme. — In: FEIEREIS, H. & SALLER, R. (Hrsg.) : *Psychosomatische Medizin und Psychotherapie.* München, Hans Marseille Verlag, 1995, 563-582.

NIJS P.: Die moderne Medizin: Ein vom Computer gesteuerter Gesundheitsbetrieb oder eine humane Heilkunst, *Ärzte,* 1995 (9), 320-323.

NIJS P.: *De luister van het luisteren.* Essay over het gesprek als therapie. Leuven, Peeters Press, 1995. 205 p.

SIENAERT, P., NIJS, P., VANDEREYCKEN, W.: Seksueel gedrag van patiënten in een psychiatrische kliniek. *T.Psychiat.* 1996 (38), 5, 361-370.

NIJS P.: *Sporen.* Leuven, Uitg. Peeters, 1996, 239 p.

NIJS P.: Mensvriendelijke consultatie. *Congresrapport Belg. Ver. Vlaamse Diëtisten (B.V.V.D.),* St.

Genesius Rode, 1996, 43-50.

VAN OVERVELD, J.P.J., BIERKENS, P., NIJS, P.: zijn vrouwen zieker dan mannen? *T. Huisartsgeneesk.* 1996 (13), 11, 581-586.

NIJS P.: Sexualisierte Gewalt in der Kindheit. Der Prozess der Verarbeitung. *Prakt.Gyn.* 1996 (1), 77-81.

NIJS P.: Sexuelle Gewalt im Kindesalter. Der Prozess der Verarbeitung. *J. Ärzte* (Notabene Medici). 1996 (26), 385-388.

NIJS, P. & BEKE, G.H.A.: Intimiteit en seksualiteit bij ouderen. In: *Gerontologie Reader*. Eindhoven — Antwerpen, Benelux University Centre. 1997, 6, 1-24.

NIJS P.: Geen zin in seks na de bevalling. *B.M.A.* 1997 (20), 531, 17.

NIJS P.: Eine sehr gelungene Tagung. *Therapiewoche* 1997 (12), 411.

NIJS P.: Laattijdig miskraam: noodzakelijke begeleiding. *Agenda Gynaecol.* 1998, 10, 13-14.

NIJS P.: Fausse couche tardive: accompagnement indispensable. *Agenda Gynécol.* 1998, 10, 13-14.

BOLLE, G., NIJS, P.: Seks. *Zorgmap* voor mensen met Hiv/Aids en hun directe omgeving. Antwerpen. IPAC-uitgever 1998, 15, 1-12.

NIJS, P., RICHTER, D.: Foreword. In: NIJS, P., RICHTER, D. (Eds.): *Advanced Research in Psychosomatic Obstetrics and Gynaecology 1998*. Leuven, Peeters Press, 1998, IX-X.

PLASSCHAERT, R., NIJS, P., SPITZ, B.: Late pregnancy loss. Support for the family. In: NIJS, P., RICHTER, D. (Eds.): *Advanced Research in Psychosomatic Obstetrics and Gynaecology 1998*. Leuven, Peeters Press, 1998, 41-46.

BEKE, G., NIJS, P.: Intimacy in high elderly women. In: NIJS, P., RICHTER, D. (Eds.): *Advanced Research in Psychosomatic Obstetrics and Gynaecology 1998*. Leuven, Peeters Press, 1998, 91-98.

KHANDAKER, R.I., VEREECKEN, R., NIJS, P.: Reasons and dangers of non compliance to post vasectomy semen analysis. In: NIJS, P., RICHTER, D. (Eds.): *Advanced Research in Psychosomatic Obstetrics and Gynaecology 1998*. Leuven, Peeters Press, 1998, 139-146.

NIJS P.: *Man en Vrouw...* schiep Hij hen (3e herwerkte uitgave). Leuven, Peeters, 1998, 848 p.

KHANDAKER, R.I., VEREECKEN, R., NIJS, P.: Couple's compliance to post vasectomy sperm controls. *Abstracts Int. Congress I.S.P.O.G.* Washington, 1998, 31.

KHANDAKER, R.I., VEREECKEN, R., NIJS, P.: Can peroperative irrigation of the vasa deferentia reduce the post vasectomy dissatisfaction of the couple? *Abstracts Int. Congress I.S.P.O.G.* Washington, 1998, 56.

NIJS P.: Seksueel misbruik van kinderen: diagnostische moeilijkheden en therapeutische mogelijkheden. In: B. Reyniers (Ed); *Liber Amicorum Steven De Batselier*. Leuven. Druk in de weer, 1998, 283-298.

NIJS P.: Longterm psychosexual symptoms of sexual abuse: guidelines for the therapeutical process. *Acta Portug. Sexolog*, 1998 vol II, 2, 84.

NIJS P.: *(Om)Wegen naar geluk*. Tielt, Lannoo, 1998, 264 p.

NIJS P.: Seksualiteit en vruchtbaarheid: normen in verandering. *WIJ-Vrouwen*. 98, 3, 3-4.

Counselling of the climacteric woman. Diagnostic difficulties and therapeutic possibilities, European Journal of Obstetrics & Gynecology and Reproductive Biology 81, 1998, 273-276.

FACCHINETTI, F., NIJS, P., RICHTER, D. (Eds.): *European Psychosomatic Obstetrics and Gynaecology 1999*. Castello d'Argile, Editeam, 1999, 176 p.

FACCHINETTI, F., RICHTER, D., NIJS, P.: Foreword. In: FACCHINETTI NIJS, P., RICHTER, D. (Eds.): *European Psychosomatic Obstetrics and Gynaecology 1999*. Castello d'Argile, Editeam, 1999, VII-VIII.

NIJS P.: Longterm psychosomatic and psychosexual symptoms of sexual abuse. In: FACCHINETTI, F., NIJS, P., RICHTER, D. (Eds.): *European Psychosomatic Obstetrics and Gynaecology 1999*. Castello d'Argile, Editeam, 1999, 83-86.

NIJS P.: *(Om)Wegen naar geluk.* Erotiek en spiritualiteit: dubbelspoor naar geluk. Tielt-Amsterdam, Lannoo, 1999, 245 p.

NIJS P.: Seksueel misbruik en chronische pelvische pijn. *Agenda Gynacologie.* 1999, 17, 9.

NIJS P.: Abus sexuel et douleurs pelviennes chroniques. *Agenda Gynécologie.* 1999, 17, 9.

NIJS P.: Sexueller Missbrauch: langfristige Folgen und deren Behandlung. In: KÜNZEL, W. & KIRSCHBAUM, M. (Hrsg.): *Giessener Gynäkologische Fortbildung* 1999. Berlin, Heidelberg, New York, Springer Verlag 1999, 191-198.

NIJS P.: Psychiatrische Erkrankungen während der Schwangerschaft. In: STAUBER, M., KENTENICH, H., RICHTER, D. (Hrsg.): *Psychosomatische Geburtshilfe und Gynäkologie.* Berlin, Heidelberg, New York, Springer Verlag, 1999, 228-247.

NIJS P.: *Imperium op drift. Oude en nieuwe waarden voor de westerse samenleving.* Tielt, Lannoo 2000, 238 p.

NIJS P.: Counseling of the climacteric woman. *Menopause Digest.* 2000 (12), 1, 7-8.

NIJS, P., PETERSEN, P. (Eds): *Alles hat seine Zeit.* Gynäkologische Psychosomatik in Bewegung. Leuven, Peeters, 2000, 484 p.

NIJS P.: Geleitwort. – In: NIJS, P., PETERSEN, P. (Eds): *Alles hat seine Zeit.* Gynäkologische Psychosomatik in Bewegung. Leuven, Peeters, 2000, 3-4.

NIJS P.: Gynäkologische Psychosomatik in Bewegung. In: NIJS, P., PETERSEN, P. (Eds): *Alles hat seine Zeit.* Gynäkologische Psychosomatik in Bewegung. Leuven, Peeters, 2000, 11-40.

NIJS P.: Psychologische betekenis van sterilisatie. In: DONDERS, G. (Ed): *Hoe start het Anticonceptie Millennium 40 jaar na Pincus?* (Proceedings). Tienen, 2000, II, 1-6.

NIJS P.: Longterm Psychosomatic Symptoms of Sexual Abuse: guidelines for the therapeutical process. In: MIMOUN, A. (Ed): *1st European Congress of Psychosomatic Obstetrics and Gynaecology.* Paris, 2000, 39-40.

KHANDAKER, R., NIJS, P., VEREECKEN, R. Impact of social, religous and economic factors on contraceptive attitude and behaviour. In: MIMOUN, A. (Ed): 1st European Congress of Psychosomatic Obstetrics and Gynaecology. Paris, 2000, 57.

KHANDAKER, R., NIJS, P., VEREECKEN, R.: Psychosexual impact of contraception on partner relationship. In: MIMOUN, A. (Ed): 1st European Congress of Psychosomatic Obstetrics and Gynaecology. Paris, 2000, 57.

KHANDAKER, R., NIJS, P., VEREECKEN, R.: Long-acting hormonal contraception: rate and reasons for regret. In: MIMOUN, A. (Ed): 1st European Congress of Psychosomatic Obstetrics and Gynaecology. Paris, 2000, 57-58.

VANDEREYT, F., NIJS, P. : Bouwstenen voor een duurzame relatie. Leuven, Garant, 2000, 88 p.

NIJS, P., NIJS, M., DMOCH W., (Eds): *Beyond the Symptoms – Jenseits der Symptome.* Leuven, Peeters Press, 2001, 296 p.

NIJS, P., NIJS, M., DMOCH, W.: Foreword – Geleitwort. – In: NIJS, P., NIJS, M., DMOCH, W. (Eds): Beyond the Symptoms – Jenseits der Symptome. Leuven, Peeters Press, 2001, V-VIII.

NIJS P.: Die neuen Therapien, die neuen Therapeuten... jenseits der Symptome. – In: NIJS, P., NIJS, M., DMOCH, W. (Eds): Beyond the Symptoms – Jenseits der Symptome. Leuven, Peeters Press, 2001, 155-172.

NIJS, P. & MEYERS, K. (Eds): *De onbereikbaarheid van de geliefde. Pareltjes van Nederlandse en Rijnlandse mystiek,* Leuven, Peeters Press, 2001, 139 p.

NIJS, P. & MEYERS, K.: Ten geleide. – In: NIJS, P. & MEYERS, K. (Eds): De onbereikbaarheid van de geliefde. Pareltjes van Nederlandse en Rijnlandse mystiek, Leuven, Peeters Uitgeverij, 2001, XIII-XII.

KHANDAKER, R., VEREECKEN, R., NIJS, P.: Anticonceptive problems in Bangladesh: an approach by case reports. *Sexual and Relationship Therapy.* 2001 (16), 365-371.

NIJS P.: Psychosomatic Obstetrics and Gynecology: how can the gynecologist and the psychotherapist help each other to come to an integrated treatment? — In: Szeverényi, P. (Ed): *VIIth European Symposium on Psychosomatic Obstetrics and Gynacology* Abstracts. Debrecen University Press, 2001, 23.

NIJS P.: Sexueller Missbrauch (Inzest): Psychosomatische Spätfolgen und deren Therapie. — In: ROHDE, A. & RIECHLER — RÖSSLER, A. (Hrsg.): *Psychische Erkrankungen bei Frauen.* Regensburg, Roderer Verlag, 2001, 161-172.

MEYERS, K. & NIJS, P. (Eds): *Minne is al.* Pareltjes van Nederlandse en Rijnlandse Mystiek. Leuven, Peeters Press, 2002, 132 p.

KHANDAKER, R., VEREECKEN, R., NIJS, P.:Psychosexual Impact of contraception on partner relationship. *Sexual & Relationship Therapy,* 2002 (17), 1, 21-27.

P. SZEVERÉNYI, P. NIJS, D. RICHTER (Eds.): *European Psychosomatic Obstetrics and Gynaecology 2001.* Debrecen, Medical and Health Sciences Center, University of Debrecen, 2002, 206 p.

NIJS P.: How can the gynaecologist and the psychotherapist help each other to come to an integrated treatment? - In: P. SZEVERÉNYI, P. NIJS, D. RICHTER (Eds): *European Psychosomatic Obstetrics and Gynaecology 2001.* Debrecen, Medical and Health Sciences Center, University of Debrecen, 2002, 25-29.

NIJS P.: De moderne mens: ongeneeslijk religieus ziek? *Collatie.* 2002 (9), 1-2.

NIJS P.: *Therapie als Begegnungskunst.* Ein klinisch-therapeutischer Leitfaden für Sexualmedizin und Psychosomatik. Leuven, Peeters Press, 2002, 540 p.

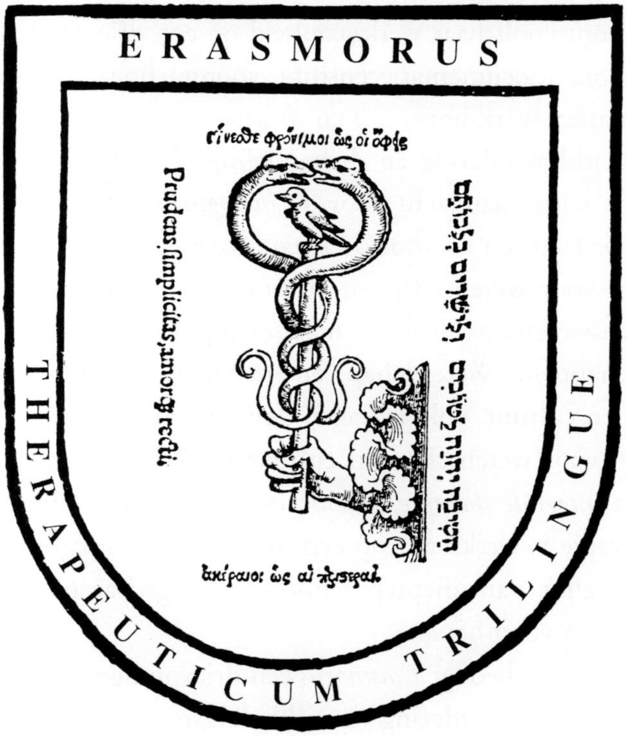
ERASMORUS
γίνεσθε φρόνιμοι ὡς οἱ ὄφεις
Prudens simplicitas, amorq[ue] recti
ἀκέραιοι ὡς αἱ περιστεραί
THERAPEUTICUM TRILINGUE

ERASMORUS: THERAPEUTICUM TRILINGUE

Erasmorus is een non-profit vereniging, die met Vlaamse verankering wil bijdragen tot de rehumanisering van mens en samenleving in het Europa van morgen. Zij ontplooit haar werkzaamheid op een drievoudig geïntegreerde wijze: *informatie* (documentatiecentrum, voordrachten, publicaties, ...) *formatie* (seminaries, workshops, ...) en *therapie.*
De gezondheidsbevordering en -behandeling gebeuren op een drievoudig geïntegreerde wijze: aandacht voor de *biologische* determinanten, voor de *psychologi-sche* factoren en voor de *maatschappelijke* aspecten.
Als centrum voor wetenschap en cultuur laat *Erasmorus* zich inspireren door de menswetenschappen, de maatschappijwetenschappen, en de cultuurwetenschappen. Wetenschap en techniek worden aagevuld door wetenschap en cultuur, ook gedragen door spiritualiteit.
Als centrum voor wetenschap en cultuur biedt *Erasmorus: therapeuticum trilingue* een *integrale therapie,* geleid door wetenschap, kunst en taal.
Ook de therapie is werkzaam op een drievoudig geïntegreerde wijze door de samenvoeging van dieptepsychotherapie, gedragspsychotherapie en humanistische psychotherapie.
In de hulpverlening beoogt *Erasmorus* een drievoudige werkzaamheid: preventief, curatief en bevordering van zelfhelingsprocessen en creatieve groei.

De naam *Erasmorus* laat blijken dat de diepste inspiratie teruggaat op twee grote humanisten: Erasmus en Morus.
Beiden hebben zich met onvermoeibaar enthousiasme ingezet voor de bevrijding en ontvoogding van mens en maatschappij: bevrijding van (religieus) politieke en wetenschappelijke ideologieën, die de ware evangelische boodschap over dit Leven misbruiken tot in de oorlogen der onverdraagzaamheid. Een humane cultuur bloeit immers niet op uit onwrikbare

dogma's of wetenschappelijke ideologieën, maar uit een persoonlijke groei door ervaren van de werkelijkheid, ook in haar verschrikkelijkste mysteries.

Het "*collegium trilingue*", in 1517 door Busleyden gesticht, bood Erasmus de kans om collega's en studenten terug te brengen tot de zuivere talen ("Dry Tonghe"), enige weg om de evangelische boodschap over het Leven zuiver en welsprekend te laten klinken.

Erasmorus: therapeuticum trilingue, op nauwelijks 50m. gevestigd naast het toenmalige collegium trilingue, wil beslist en bescheiden 500 jaar later, bij het begin van een nieuw millennium, deze boodschap voor cultuur, mensenliefde en vrede in verdraagzaamheid een nieuwe, eigentijdse gestalte geven in een wereld van wetenschap en techniek en behept met een verbrokkeld ethisch bewustzijn. *Erasmorus* wil wetenschap en cultuur bevorderen, ook met de meest moderne communicatie- en informaticatechnieken. *Erasmorus* wil een bijdrage leveren tot de vorming van de *homo universalis.* De moderne wetenschappen leiden tot steeds meer weten: steeds verder gespecialiseerd en steeds sneller gedreven door de vooruitgangsideologie. Alleen cultuur in haar veelzijdigheid leidt tot meer wijsheid ook voor de moderne mens, die zijn weg moet zoeken én vinden midden de vitale spanning tussen wetenschap en wijsheid. Alleen wijsheid is een veilige gids op dit levenspad. Die wijsheid siert de *homo universalis* in bescheidenheid. "Scheppingen van de cultuur voltrekken zich in de verborgenheid" (Max Wildiers).

Zulke wijsheid ontplooit zich in en door een eerbiedige benadering van mens en wereld in verdraagzaamheid.

Het embleem van *Erasmorus* draagt deze boodschap uit. Het omvat het slotvignet van Erasmus 'Lof der Zotheid, in 1515 in Basel uitgegeven in het Latijn: *Laus Stultitiae,* en verlucht door Hans Holbein de Jongere. Het symbool van de dubbele slang en de duif is omgeven door een drietalige opdracht in de "Dry Tonghe".

— In het Latijn: voorzichtig wijze eenvoud en liefde voor het juiste;

— In het Grieks: wordt wijs als de slangen en eenvoudig als de duiven.

— In het Hebreeuws: weest voorzichtig als slangen en argeloos als duiven.

Desiderius Erasmus heeft dit boek met als volledige titel: "ΜΩΡΙΑΣ ΕΤΚΩΜΙΟΝ ID EST STULTITIAE LAUS" opgedragen aan zijn vriend en humanist Thomas Morus, o.a. auteur van "*Outopia*". In dit teken verlangt *Erasmorus* ernaar dat de Geest der Vriendschap ook collegiaal in de harten van velen mag blijven waaien: geest-driftig.

Erasmorus: therapeuticum trilingue

Raad van advies
Voorzitter:
Prof. Dr. Piet Nijs, psychiater-seksuoloog, emeritus hoogleraar K.U.Leuven, Voormalig Directeur Instituut voor Familiale en Seksuologische Wetenschappen, K.U.Leuven (België)
Leden:
Dr. med. Michaela Nijs, arts-psychotherapeute, Leuven (België)

Prof. Dr. med. Peter Petersen, psychiater-psychoanalyst, emeritus hoogleraar Medizinische Hochschule Hannover en voorzitter van het Instituut voor kunsttherapie te Hannover (Duitsland)

Prof. Dr. med. Jean Reboul, gynaecoloog en psychoanalyst, hoogleraar Universiteit van Montpellier (Frankrijk)

Prof. Dr. med. Dietmar Richter, gyneacoloog en psychotherapeut, hoogleraar Universiteit Freiburg im Breisgau (Duitsland).

Katholieke Universiteit Leuven

Faculteit Geneeskunde
Instituut voor Familiale en Seksuologische Wetenschappen

Emeritaat Prof. Dr. med. Piet Nijs

Zaterdag 11 mei 2002

Aula Pieter De Somer

De Beriotstraat

Het echte leven is ontmoeting.

Martin Buber

16.15 Begroeting door Prof. Dr. G. Mannaerts, Vice-Rector

Joh. Seb. Bach: Wohltemperiertes Klavier, Band I

Prélude en fuga As groot, BWV 862

S. Rachmaninov: Prélude Gis klein, op. 32 nr. 12

Hajdu: Big Ben(g) - Beduinrhythms - Apoggiaturas

16.30 Prof. Dr. Alfons Vansteenwegen,

Voorzitter van het Instituut voor Familiale en Seksuologische Wetenschappen

Piet Nijs: een man voor alle getijden

L. van Beethoven: Sonate F groot, op. 10, nr. 2

Allegro – Allegretto – Presto

17.30 Prof. Dr. med. Piet Nijs

Afscheidscollege:

„Levenskwaliteit voor patiënt en therapeut in de éénentwintigste eeuw"

18.30 Receptie in de Jubileumzaal

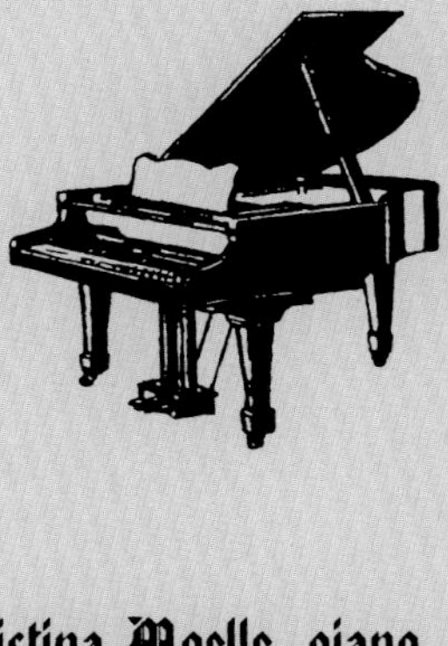

Muzikale omlijsting: Christina Moelle, piano

Onze pianiste Christina Moelle komt uit Hannover (Duitsland). Zij is studente aan het Instituut voor muzikaal hoogbegaafde jongeren, Faculteit Muziek van de Universiteit van Hannover. Op haar jonge leeftijd heeft zij reeds verschillende nationale onderscheidingen op haar palmares staan. Prof. Nijs kent Christina al lang (zij is het petekind van zijn echtgenote) en is heel blij dat Christina vandaag op zijn afscheidscollege voor de muziek zorgt.

Alles wirkliche Leben ist Begegnung.

Martin Buber

Katholische Universität Leuwen
Fakultät der Medizin
Institut für Ehe- und Sexualwissenschaften

Diese deutschsprachige Veranstaltung findet im Rahmen der 26. Fortbildungstage für Sexualmedizin und Psychosomatik, zugleich 9. Jahrestagung der Akademie für Sexualmedizin statt.

Symposion anläßlich der Emeritierung von Prof. Dr. med. Piet Nijs

Donnerstag, den 9. Mai 2002
Promotionssaal der Universität
Naamsestraat 22, 3000 Leuwen

16.30 Uhr	Prof. Dr. A. Vansteenwegen (Leuwen): Follow-Up-Untersuchungen von stationärer und ambulanter Paar- und Sexualtherapie
17.00 Uhr	Prof. Dr. P. Nijs (Leuwen): Neue Wege für SexualtherapeutInnen Anschliessend: Grussworte
18.15 Uhr	Empfang im Jubiläumssaal der Universität, Naamsestr. 22

PRINTED ON PERMANENT PAPER • IMPRIME SUR PAPIER PERMANENT • GEDRUKT OP DUURZAAM PAPIER - ISO 9706

N.V. PEETERS S.A., WAROTSTRAAT 50, B-3020 HERENT